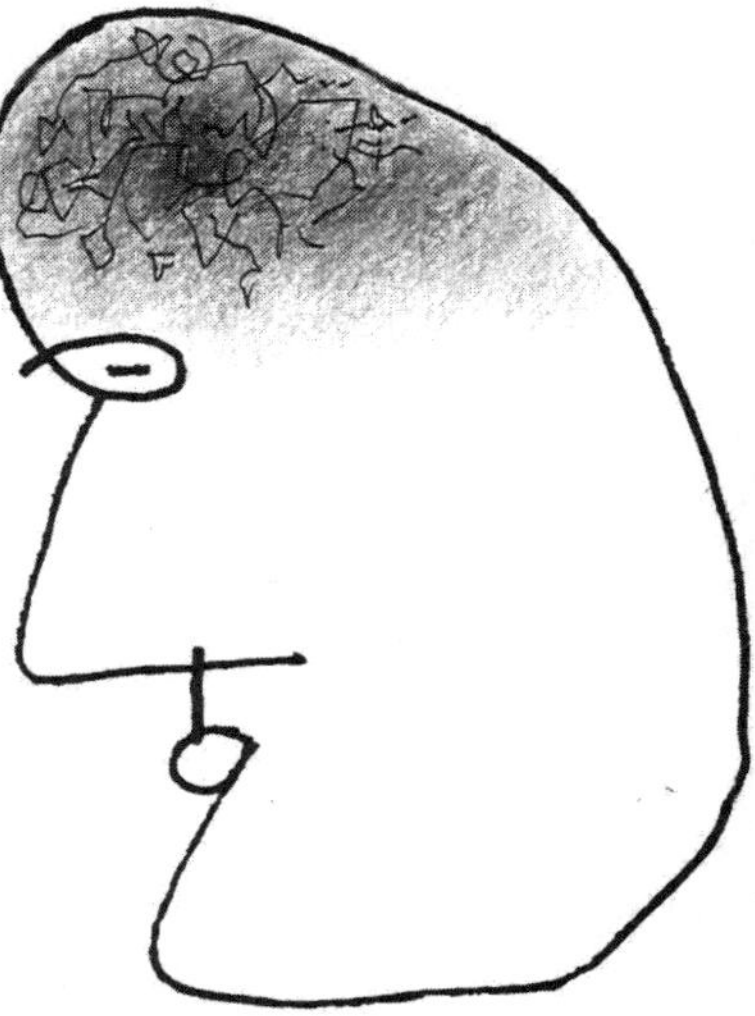

先生、私はうつ病なんですか？

医師と患者の対話

広瀬徹也・新尾二郎

日本評論社

本書の成り立ちについて

うつ病に関しては、これまで精神科医による解説書、患者による体験談が数多く出版されてきた。本書も、その末席をけがすのみのなんの変哲もない「うつ病本」かもしれない。あえて差別化をはかるならば、本書が主治医とその患者（私）との対話によって成り立っているところにあろう。

本書のインタビュアーであり患者である私は二〇〇四年にうつ病を発症し、二〇〇五年に約一カ月間、東京都新宿区にある全開放の単科精神科病院（S病院）にて入院治療を経験した。インタビュイーである広瀬徹也医師は、私の主治医である。

出版編集を稼業とする私は、うつ病を発症する一〇年くらい前から年に二冊ずつくらい精神科領域の書籍の編集・出版を手掛けており、書物などを通じて、広瀬医師がうつ病治療の大家であることを知っていた。

本書でも語られているとおり、S病院での約一カ月にわたる入院治療後、職場復帰したものの、私の状態は毎日が曇り空、低空飛行が続いた（退院後はうつ病発症前から通っていた睡眠障害専門のクリニックで外来診療を受けていた）。週五日九時半から一七時までという比較的ゆるい勤務も息絶え絶え、やっと耐えているという状態であった。この状態をなんとか改善したいと考えた私は退院四年後の二〇〇九年三月に再びS病院の門を叩き、広瀬先生の診察を受ける機会に恵まれた。先生のていねいな診察のおかげで私の状態は徐々に回復していった。

その過程で、編集者として主治医である広瀬先生の本を出版したいという助平根性が私の頭に芽生えた。診察のたびに、その意図を先生に対して匂わせた。しかし、そのたびに先生はやんわりとお断りになられた。おそらく医師と患者との関係ではなく、著者と編集者との関係になることのいかがわしさ、そしてそのことによる診療上のマイナス面を考えられてのことだったのだろう。当然のことである。

その後も、紆余曲折を経ながら、私の状態は回復していった。そしてついに二〇一四年春には抗うつ薬の服薬をゼロにできるまでにいたった。そして、ちょうどその頃、広瀬先生から、口述でよければ、しかも私の治療体験と関連させながら質問に答える形であれば、出版に応じてもよいという、願ってもないご返事をいただいた。

この返事を先生からの「病気克服への褒美」と私は受け止めた。

本書の内容は、どうしてうつ病になるのか、うつ病とはどんな病気か、急性期にどう対処するか、うつ病の薬物療法、うつ病の心理療法（精神療法）、うつ病からの回復過程、うつ病を再発させないための日常生活という順番で構成されている。こうした事柄は、多くのうつ病の概説書でも取り上げられており、あらためて出版する必要などないのかもしれない。また、インタビュアーである私の口から私自身の体験がいろいろ語られており、正直いって、「このインタビュアーは話しすぎ」という印象を免れることはできまい。しかも、私のうつ病は〝myうつ病〟であって、（うつ病とはこんなものだと）一般化できないのではないかという不安がよぎる。

にもかかわらず、あえて出版しようというのには、いくつかの動機がある。

ひとつは、〝myうつ病〟でなにが悪いという居直りの気持ちからである。本書最終章で述べたとおり、私は、うつ病とは〝人生病〟であると信じている。うつ病の発症、展開、回復の過程いずれにおいても、その人の性格、養育環境、生活態度、将来見通しなどが複雑に絡み合っている。医師は面接をしたり、薬を処方したり、患者に対して回復の手助けをするが、病気を治す主体はあくまで患者本人である。そして病気を治す過程で患者は大なり小なり人生行路の修正を迫られる。残念ながら、これまで私はそうしたことまでが書かれたうつ病の解説本に出会ったことがなかった。あったとしても、その多くは有名人・著名人のうつ病克服本であって、市井《しせい》の人が参考にするにはハードルが高かった。平凡な人生を送ってきた人間による、平凡なうつ病克服記があってもよいのではないか。もちろん平凡な人間にも、それなりに「多様な平凡さ」がある。

その点は、読者それぞれが自分の体験に応用しながら補ってくださるとありがたい。私の体験が平凡であればこそ、応用しやすいのではないかと信ずる。

第二に、私のうつ病は比較的軽いものであった（少なくとも重症ではなかった）ということである。要するに、私は激烈なうつ病体験をしたのではない。しかし、本書で広瀬医師が話されているように、今日、うつ病は明らかに軽症化の傾向にあるといってよい。

だが、だからといってうつ病による自殺が顕著に減ったというわけではないし、数カ月で治ってしまう人が過半になったわけでもない。そこで、私のような人生を突き詰めて考えないタイプの人間がうつ病にかかり、何年も低空飛行を続けながら徐々に回復していくという過程を紹介することは、退屈かもしれないが、意外と時代にマッチしているのではないかと思うのである。

第三に、この本の成り立ちそのものがユニークであるということである。先に述べたように、この本は主治医と患者の対話によって成り立っている。インタビューは、私がうつ病をどうにかこうにか克服した時点で、七回に分けて行われた。

広瀬先生はいまでも毎月一回、私を診察してくださっている。診察時間はおよそ一五分ほどであり、毎回、状態の確認、問題があればその対処法をご教示いただき、処方薬の変更が必要な場合はそのつど行っている（ただし、ここ一年は薬の変更は行われていない）。それで診察は終わる。私はその足で薬局に向かい、薬を受け取り、病院の会議室に戻って、広瀬先生に対して毎回約一時間から一時間半のインタビューを行った。広瀬先生はインタビュー時も診察モードのままでいることが多く、どちらかというと、インタビュアーである私の話を傾聴されることが多い。そして、私の話を十分に聞いたあとで、本質的なことを短いフレーズで話される。結果、私の話が長尺であるとの印象を読者は受けよう。

しかし、読み方によっては、先生と私のやりとりから、診察の延長のような雰囲気を味わうことができるかもしれない。インタビューを読み返してみて、私はインタビューの名を借りて、広瀬先生による延長治療を受けていたと感じるようになった。読者もこの本を読むことで、うつ病の研究・治療の第一人者による診察を受けることができるのではないか。それが本書のもっとも大きな価値であると考える。

二〇一五年八月一三日

新尾二郎

＊本書の刊行にさいして、さまざまなアドバイスをしてくださった多くの精神科医ならびに臨床心理士の方々に感謝いたします。また、本書を出版してくださった日本評論社に感謝いたします。

先生、私はうつ病なんですか？——医師の患者の対話◆目次

2 うつ病を理解する 37

5　うつ病の薬物療法：その2……119

1　うつ病はどこからはじまるか

うつ病になっている人は日本全国に一五〇万人くらいいるといわれている。この数字はうつ病で治療を受けている人の数なので、自分がうつ病であることに気づかずに苦しんでいる人を合わせれば、その数はもっと多いはずだ。うつ病を未然に防ぐことができれば、それに越したことはないが、気づかぬうちに、あれよあれよという間に症状が悪化して、あるとき寝床から出られなくなって初めてうつ病だと診断されることもまれではない。

最悪の場合は、自分が病気だと気づかないまま、命を絶つこともありうる。

初回では、うつ病の危険を知らせるシグナルにはどのようなものがあるか、うつ病だとわかったときに最悪な状態を防ぐにはどうしたらよいかを考える。

不眠(睡眠障害)はうつ病になる前の危険信号

新尾　うつ病の発症において、患者さんの病前の状態をみると、圧倒的に不眠（睡眠障害）を呈することが多いですね。

広瀬　そうです。うつ病にかかりはじめの時期に、八割以上の人がなんらかの睡眠障害を訴えられます。

新尾　私の場合も、うつ病を発症する三年くらい前から睡眠障害にかかっていました。いつかは覚えていませんが、あるときからよく眠れなくなっていました。最初は、妻が夜中に回す洗濯機の音がうるさくて眠れないという状態になり、近所の内科クリニックにかかって、睡眠薬を断続的に処方してもらっていました。ところが症状は改善せず、だんだんひどくなっていきました。日中もいらいらして、たとえば交差点で赤信号を待つことができず、渡ってしまいたいという衝動にかられるといった状態でした。なにかと切れやすくなっていたと思います。

広瀬　いらいら感もうつ病の典型的な症状のひとつです。

新尾　いらいらするのは寝不足のせいだと考えて、うつ病発症の一年半くらい前に、睡眠障害専門のY睡眠クリニックに通って睡眠障害の治療を開始しています。睡眠クリニックでは**ア**

モバン*（ゾピクロン）という口の中に苦みが残る薬を処方されていました。

*薬の名称は、商品名と一般名の二種がある（この場合はアモバンが商品名。ゾピクロンが一般名）。本書を通じて商品名はゴチックで表す。

広瀬　そのころには、うつ病だと気づくようなことはなかったのですね。

新尾　はい。仕事に関しては、当時は皮肉なことにいちばん油がのっていた時期で毎日夜一時くらいまで働いてもなんてことなかった。それから夜の街に飲みに出て、夜中の二時、三時に家に帰るということもしばしばありました。

一日中仕事していて、昼飯を食べるのも忘れるほどでした。昼飯を食べずに仕事に熱中できたと悦に入っていたほどです。

たぶん、これが私のうつ病の前駆的症状であったと思います。患者さんによって、うつ病になる前の生活状態はいろいろだと思うのですが、一般的にいって、どんな経過をたどってうつ病になっていくものなのでしょうか？　不眠からはじまる人は多いのでしょうか。

広瀬　不眠症の時期がある程度あって、そこからうつ病に移行していく場合は非常に多いです。不眠症にかかった時点でもううつ病がはじまっているとみることもできます。もっとも、不眠症が主たる症状でそれが長期にわたっている場合は、不眠症として治療するのが普通でしょう。新尾さんの場合、出版編集という不規則勤務が常態化しやすい仕事についていたことが治療開始を遅らせる遠因になったと思われます。

新尾　私のばあい、当時医学系の本の出版編集の仕事もしていたので、精神科医とのつきあいも多くて、不眠症を患っているときに、麻雀卓を囲んだ精神科医に「最近眠れなくていらいらし、麻雀でも負けるのではないかいつも不安なんです。私って、うつ病ですかね」と冗談まじりに聞いたことがあります。そうしたら、その人は「うつ病だったら麻雀どころじゃないですよ」と一笑にふしました。一方で、睡眠障害がなかなかよくならないときに、Y睡眠クリニックの主治医（井上雄一先生）*から「このままいったら、うつ病になりかねないよ」と忠告されたことがあります。それは、自分がうつ気分を感じる一年弱前だったように思います。そのときは「まさか」と思っていました。ただ、一〇年以上つきあいのある精神科医からは、「君は不安症になりやすい性格だね」といわれたことがあります。

*井上雄一先生：現在、睡眠総合ケアクリニック代々木理事長、東京医科大学睡眠学講座教授。精神科医。二〇〇二年頃から不眠に悩まされていた新尾は、二〇〇三年一二月から井上医師のもとで睡眠障害の治療を受けていた。

広瀬　そこでいう新尾さんの性格は几帳面、まじめといった側面を指していたのでしょうね。

新尾　自分が几帳面、まじめとはまったく思っていないのですが、細かいことに一喜一憂する性格ではあります。ただ、そうしたこころの弱さを人に悟られるのがいやで、できるだけポーカーフェイスを装うというか、クールに振る舞うというタイプだと思います。

広瀬　新尾さんが、どうも変だなと感じるようになったのは、うつ病で入院する半年前の夏のことだそうですね。

新尾　ええ。毎年お盆の時期になると、女房が子どもを連れて里帰りするんですね。私にとってこの時期が一年でいちばんうれしい時期なんです。なぜかというと、数日間ですが、独身貴族を楽しめるからです。

女房が子どもを連れて里帰りした翌日のことでした。

「さて、誰もいない、仕事の休みを取ったし、どこかに繰り出すか」

と思っていたところ、どういうわけか、気分が乗らないのです。だらだらしているうちに、出かける機会を失って、いつのまにか日が暮れてしまった。日が暮れても、なにもする気にならない。気分が非常に暗くなってしまった。こんなことが起こったのです。

そのあたりから日を追うごとにだんだんと気分が暗くなっていった。たとえば当時、吹奏楽部に入っていた子どもの演奏会を参観に行くのですが、ちっとも楽しくない、それどころか、行くことじたいがつらい。クリスマス・パーティで会食したときもまったく食欲がない。極端にいうと、飲み食いする前から二日酔い状態で、むかむかする。会社の昼休みにどこに食べに行くかを考えるのが面倒である。寝汗をふくめ、気分の悪い汗をかく。

うつ病はこころの病気なのだと思いますが、うつうつする気分というよりは、寝汗や食欲がないといったからだの不調がどんどんと現れ出した。

私の場合、うつ病がよくなるまでに七〜八年かかっていますが、悪くなるときの悪くなり方は、徐々にというより、半年、一年くらいでどんどん悪くなっていった感じがします。

広瀬　「楽しめない」状態からはじまったのは典型的ですが、自覚されていないことが多いのです。逆に回復期に不眠とともに最後まで残るのも「楽しめない」です。ICDやDSM*の国際的な診断基準でもこの症状は重視されています。

＊ICDとは、WHOが作成する「国際疾病分類」のこと。現在は一九九二年改訂の第10版が使われており、第11版への改訂作業中。DSMとは、アメリカ精神医学会が刊行する「精神疾患の診断と統計マニュアル」のこと。現在は二〇一三年に改訂された第5版が最新。

うつ病を治す方向に工夫しないかぎり、生活の悪循環というものが進行して、急速に症状が悪化します。悪化は短期間、回復はそれよりずっと長くかかるのが一般的です。もっとも気づかれませんが、発症の準備期間はずっと長い場合が多いのです。山崩れなどの土砂災害は一気に起こりますが、その前の長雨で土に水が多量に含まれる長い期間があるようなものです。

新尾　パニック症*（パニック障害）からうつ病を併発する方も多いですが、この場合は、パニック発作が先で、その後にうつ病を併発するというものなのでしょうか。むしろパニック発作が生じる前に疲れていたり、からだやこころが疲弊していて、パニック発作が起こるような気がしてならないのですが。つまり、パニック発作を繰り返したあとでうつ病を併発するというより、パニック症とうつ病とか同時並行して発症しているのではないでしょうか。

＊パニック症については第2回インタビュー「うつ病を理解する」の六六頁を参照。

広瀬　パニック発作が主症状の場合は、まずはパニック症（不安神経症）という診断がつけられます。その後にうつ病が起こることが最初に注目され、不安発作抑制型うつ病と私が一九七九年に命名して提唱しましたが、＊一九八七年のＤＳＭ－ⅢＲ＊＊でパニック障害とうつ病の併存が認められるようになりました。パニック障害がうつ病に先行したり、同時並行することもあり、併存にはいくつかのタイプがあることが知られています。

＊広瀬徹也「不安と抑うつ」飯田真編『躁うつ病の精神病理3』（弘文堂、一九七九年）

＊＊ＤＳＭ－ⅢＲとは、アメリカ精神医学会「精神疾患の診断と統計マニュアル」の改訂第3版のこと。第3版は一九八〇年に発行された。

新尾　私のばあい、睡眠クリニックに通っているときに、まったくうつ病の治療をしていなかったわけではありません。それは睡眠クリニックのカルテをみればわかると思います。

広瀬　睡眠クリニックでは、睡眠導入剤にプラスして、二〇〇四年八月から**ドグマチール**（スルピリド）が処方されています。また二〇〇四年一二月から、**トレドミン**（ミルナシプラン）が処方されています。**ドグマチール**は胃潰瘍の薬でもあり、内科医などによって初期のうつによく処方される薬ですし、**トレドミン**はＳＮＲＩというタイプの抗うつ薬です。*

＊ＳＮＲＩ（セロトニン・ノルアドレナリン再取り込み阻害薬）など、薬に関しては第4回インタビュー「薬物療法：その1」で詳しく解説する。

新尾　もっとも、自分がうつ病になるとは当時思ってもいなかったので、薬をちゃんと飲んでいませんでした。**トレドミン**についても服薬コンプライアンスは悪かったと思います。一日3錠処方されていても1錠とか2錠しか飲まないとか。もしかすると、処方された薬をきちんと飲んでいたら大事にはいたらなかったかもしれません。ただ一方で、だめになってくる状況のなかでは、なにをやってもだめ、落ちるところまで落ちないとだめだというのも実感としてあります。このあたりのことを広瀬先生はどのように思われますか。

広瀬　底つき体験という言葉がありますが、ドン底までいけばあとは上昇という希望はどんな病気にもありますね。うつ病になる人は完全主義ないしは強迫的なところがあることが多いので、余計そう考えるのかもしれません。

うつ病は予防できるか

広瀬　新尾さんのばあいは、仕事を減らすことがまず必要だったでしょう。それに加えて薬をきちんと飲むべきだったでしょうね。また、飲まないで薬が余っているのを主治医に報告すべきでした。

新尾　私は先生に「昇進うつ病」だといわれたことがあります。二〇〇五年一月終わりに入院するのですが、その前の二〇〇四年一一月に取締役に就任しております。

広瀬　取締役就任は大きなストレスだったと思いますよ。

新尾　出版業というのは、当時から構造的不況業種で、取締役への就任はババを引いたという感じを当初からもっていました。苦しい経営状況を突破するには、自分は非力であると取締役就任直後に感じ取ったのだと思います。当時は、私がいちばん若い取締役（五〇歳）で、会社の人員構成がいびつであったために、胸襟を開いて話し合える同年齢層の同僚が一人もいなかった。非常にこころぼそく感じました。他の取締役は若くても私よりも五歳以上年齢が上で、逆に下の部長クラスは私よりまた五歳以上年齢が下の人ばかりでした。

当時はすでにうつ状態にありましたから、最初の取締役会、株主総会を経るなかで、もしかするとこの人たちは、私に責任をかぶせてそのうち逃げ出すのではないかと考えてしまったのです。しかも取締役に専念できればまだよかったのですが、そのほかに雑誌の編集長と編集部長を兼任した。そのほか、いちいち取り上げるのは面倒なのでやめますが、人間関係などいろいろとストレスフルなことが重なっておりました。

広瀬　話し合える人がなく、孤独感を感じたというのは、うつ病の症状であった可能性があると思います。それから、「あなたに責任をかぶせて逃げ出すのではないか」と言いましたが、それこそ新尾さんの取り越し苦労的な見方が、うつ病によってここに強く現れていると思います。あなたがうつ病になって一〇年が経ちましたが、あなたの会社は順調にいい本を出し続けているじゃないですか。百歩ゆずってあなたの見方が間違っていなかったとしても、それは「今後そうなるのではないか」という予想であって、現実に起こっていることではなかったですよね。現実に起こっていないことに対して過剰に不安になったり、逆に過去に起こった出来事に対して過剰に後悔するというのが、うつ病の人の特有な思考パターンなのです。

新尾　いま思うと、ゆがんだ見方をしていたとわかるのですが、当時は大真面目にそう考えていました。

一方で、上場企業ならまだしも、私の勤めていた会社は従業員五〇人くらいの小さな会社です。そんなところの取締役に抜擢されただけで、うつ病になるなんて、本当に情けない、非常に強い罪責感や自己嫌悪にさいなまれました。

そのころの状態はとてもひどいものでした。本の編集の仕事って他愛もない作業がほとんどなのです。たとえば、原稿の字数や写真の大きさを組み合わせて四頁の誌面にちょうど入るようにするとか。まあ小学校の壁新聞づくりの延長のようなものです。ところが、原稿の文字数が数えられない、図版にトリミング用の線を引くことができない。そんな状態になってしまった。つまり簡単な仕事がまったくこなせなくなってしまっていた。一分で終わる仕事が一〇分もかかってしまう。

いちばん致命的だったのは、もらった原稿をほぼ一字も読めなかったことです。そんな状態にあることを人に明かすことができずに、どうしてできないのだろうとますます自分が情けなくなっていきました。

症状が悪化する。仕事ができない。片づけるべき仕事が溜まる。どうしようと不安になる。人に言えずに抱え込む。会社の人間は、取締役にとりたててやったのに、こいつはこんな阿呆だったのかと思っているに違いない。休みの日はマイナスのことばかり考えて、休養もとれない。こんな状態でした。

広瀬　会社人間の人がうつ病になる典型的なパターンを新尾さんの場合は示していると思います。一方、主婦の方がうつ病になることも多いのです。主婦の場合は、夕飯の買い物や調理ができなくなります。そして、夜にご主人が帰ったときに夕飯の用意ができていないために怒られて、ますます落ち込んでいく。つらいですよね。子どもの教育にも責任をもたなければならない。最近は小学校からお受験があるし、家庭をもつ女性も大変な目にあっている。また高齢者のうつ病も増えている。ですから、うつ病は中年のまじめなサラリーマンがかかるだけの病気ではなく、老若男女に広くかかわる病気なのです。

うつ病の人の状態は、車の車輪が泥沼にはまって出られないような状態にあるといいかえてもよいかもしれません。こういう状態のときに自殺に追い込まれる人がけっこういます。多くの人は自分がうつ病であることに気づかない。そして、人に相談できないまま、絶望に陥って、自分を追い込んでいく。こうした例が多いのです。したがってうつ病は、正しい知識をもてば治すことのできる病気である反面、病気であることにすら気づくことが難しい、非常に怖い病気でもあるのです。

新尾　私は、それまでに編集者としてうつ病関連の本を何冊か担当していたこともあって、知識としてはうつ病とはこういう病気だということが多少わかっていた。本に書いてある症状が自分の症状に当てはまっていることがわかった。そのことが、うつ病を最悪の状態にまでしてしまうことから救ったのではないかと思っています。

私が主治医である広瀬先生にお願いをして、私の体験をまじえてうつ病の本を出したいと思

図1-1　うつ病にみられる症状——患者は自分の症状をうまく伝えられない

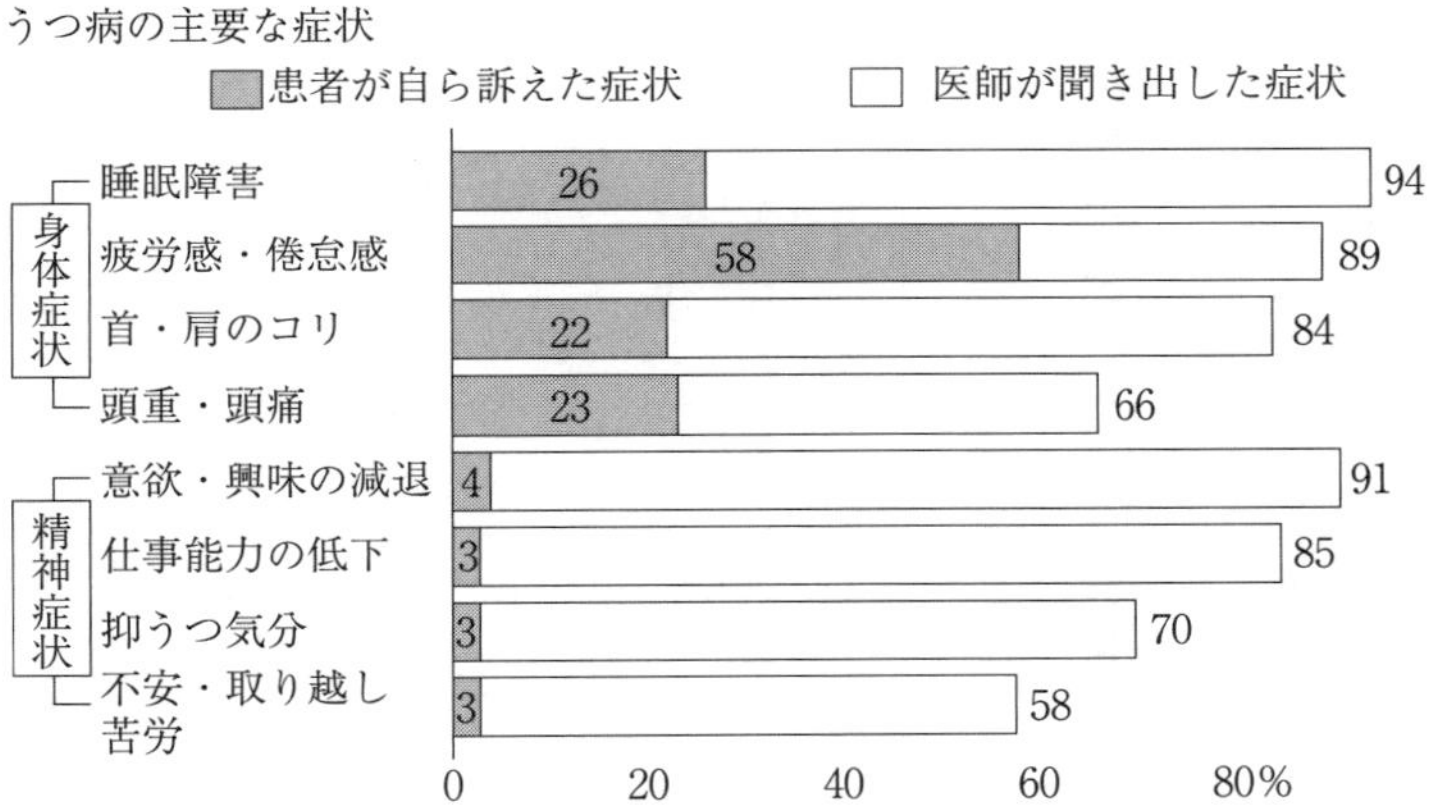

渡辺昌祐・光信克甫『プライマリケアのためのうつ病診療Q&A』（金原出版、1997年）より

ったのは、読者にうつ病のことを知ってほしいからなのです。正しい知識があれば、最悪の状態、たとえば少なくとも自殺は免れることができるのではないでしょうか。

広瀬　うつ病に関して正しい知識をもつことは大変重要です。世の中にはうつ病の本があふれかえっています。そのなかには、よい本もありますが、患者さん向けに書かれた本で、誤解をふりまいている本もあるように思います。

この本を通じて、うつ病にかかるリスクを減らすにはどうしたらよいか、うつ病にかかってしまったらどうしたらよいか、わかりやすい知識を読者に提供していきたいと考えています。

新尾さんの場合は、自分でうつ病であるこ

とに気づかれましたが、ほとんどの人は家族や周りの人が気づいてあげたり、医師がアドバイスしてあげないかぎり、自分ひとりで苦しむことが多いのです（図1-1）。過労自殺する人のなかには、そういう人が非常に多いのです。かれらはうつ病とも診断されていないわけで、労災の認定にも苦労する。自分だけで抱え込んでは行き詰まるしかない。自殺が未遂に終われば、そこで初めて他の人が気づいてくれて、その後急速によくなる場合もあります。

新尾　うつ病に気づくシグナルはありますか？

広瀬　普段好きだったことに関心がもてなくなることは、ひとつのシグナルでしょうね。多くの人のばあい、仕事はなんとか続けられるので、職場の人はなかなか気づかない。気づくとすれば、家族や友人でしょう。新尾さんがさきほどいったように、夏に遊びに行こうと思ってできなかったのは、ひとつのサインだったのでしょうね。

入院して治療するという手段

新尾　二〇〇五年一月にY睡眠クリニックでの主治医（井上雄一先生）に相談し、薬物療法を見直そうということになって、**トレドミン**3錠を**アナフラニール**（クロミプラミン、三環系抗うつ薬）＊3錠に替えたのです。ところがじつは、さきほどいったように、トレドミンもしっかりと飲んでいなかったのです。そこにきて、今度はしっかり治そうとアナフラニールをきちんと飲み出した。そうしたところ、飲み出してから数日経つか経たないうちにアナフラニールの副作用が顕著に出てしまって、なにもできなくなってしまった。眠れもしないし、起きることもできない。小便も出ないという最悪な状態になってしまった。

＊三環系抗うつ薬についても第4回インタビューを参照のこと。

それで休日に、井上先生に電話したところ、そういう状態になったのは、薬があっていないのだから、とにかく飲むのをやめろということで、服薬をやめた。そうして七転八倒するなかで、とりあえず入院治療しようということで、このS病院＊にお世話になったしだいです。

＊S病院。東京都新宿区にある全開放の単科精神科病院。東京大学医学部精神科教授だった内村祐之氏が自分の家族でも入院できる病院を目指して一九五一年に創立した。

うつ病にかかったと自覚してから入院するまで五カ月です。私としては発症から入院までかなり早かったと思います。アナフラニールの副作用がなければ、悪い状態のまま、がんばったかもしれません。今から考えるとアナフラニールの副作用は結果的に、比較的早期の入院に結びつき、うつ病を治すうえでよかったかもしれません。

ただし当時は、入院してすぐに一日でも早く退院したいと思いました。正直このまま人生が終わるのではないかと感じましたから。
広瀬　そういうあなたの意を汲んで、早めに職場に通えるよう計らったつもりです。
新尾　そうですか？　S病院にはナイトホスピタルといって、日中職場に働きに出て、夜入院するというシステムがあるので、それを利用させていただきました。しかし、その許可が出るまで数週間かかったのではないでしょうか。
広瀬　いやもっと早く許可を出したはずですよ。入院の目的のひとつに、会社に、この患者さんはしっかりとした治療が必要であることをわからせるという狙いがあります。病院から会社に通うようにさせたのは入院の翌日だったはずです。
新尾　そんなに早かったのですか。記憶にないですね。
広瀬　厳しい医者だったら、そんなに簡単に許可していないはずです。あなたの立場や病気と闘いながら五カ月間なんとかやってきたことを考えて、かなり早い時期に出社を許可したのです。なにもかもできないという状態ではなかったですから。
新尾　いま思い出したのですが、夏にくらーい気分になったときに、普段は六四～六五kgあった体重が五〇kg台に減っていました。その年の健康診断でヘモグロビン値8（正常値13～18）ぐらいと低かったので、知り合いの看護師さんに「どう思う?」と尋ねたところ、「がんじゃないですか？」とからかわれたことがあります。そんな感じで、とても五カ月後にうつ病で入院するとは思ってもいませんでした。

広瀬　体重減少はからだの病気のサインだけでなく、うつ病の重要なわかりやすいサインでもあるのです。ヘモグロビンの低値はまさに栄養失調ですね。ところで、入院という形を整えること自体に、治療上の効果があるのです。

新尾　入院という機会を得たことで、抱えていた一〇個ぐらいの仕事を手放したり、延期してもらいました。入院という理由がないと、断れなかったかもしれません。

広瀬　入院というはっきりとした事実があって、はじめて職場の人に納得してもらうことができる。診断書を職場に提出する手もあるけれど、たくさんいる人にいちいち見せるわけにいきませんから。

新尾　そうですね。ですから、入院という手段はいまから考えてみて、本当によかったと思います。ただ当時は**アナフラニール**を処方した井上先生を若干うらみました。でも、**トレドミン**をきちんと飲んでがんばったとしても、結果は同じだったかもしれません。入院当日に井上先生が病院に見舞いに駆けつけてくれて、自分は見捨てられていないという気持ちがして、大変ありがたかったです。

広瀬　うつ病の患者は、自分は見捨てられる、孤独であると過敏に思いがちですから、睡眠クリニックの主治医だった井上先生が見舞ってくれたのはすごく救いになったでしょう。

新尾　じつは井上先生に薬を変える選択を尋ねられたときに、**パキシル**（パロキセチン、SSRI＊と称されるうつ病治療薬の一つ）にするか、**アナフラニール**にするか、二つの選択肢を提示していただいたのです。私は、パキシルのほうが薬代が高いと思ったので、**アナフラニール**の処方をお願いしました。あのときお金をけちっていなければ、もしかすると違った展開になっていたかもしれません。

＊SSRI（選択的セロトニン再取り込み阻害薬）についても第4回で詳しく解説する。

本当はひどくなる前に、予防できればよかったと思います。なにか予防の手立てはなかったのでしょうか。

広瀬　新尾さんのケースは、重役になったことが原因ですから、防ぎようがなかったでしょう。

新尾　そうですか。でも、情けないし、くやしかったですよ。こんなことでうつ病になるなんて、情けないと正直思いました。だって総理大臣になったわけでもないでしょう。たんなる人生の一ステップにすぎないでしょう。他の人が普通にやれていることがなぜできないのか。自己否定のかたまりみたいになっていましたね、当時は。

広瀬　うつ病による、なんでも悪いほうに考える特徴によって、新たな仕事を押しつけられたうえに見放されるのではないかと思ったわけだし、これまでの仕事を他の人に代わってもらうことができたわけでもありませんでした。こういう状況に加えて、あなたの心配性的な気質が加わって、病気が発症したといってよいでしょう。新しい、かつ責任の重い仕事が、これまでの仕事に加わる形で押し寄せたのだから、これは大きなストレスとなったと考えて間違いありません。他人に仕事をどんどん任せてうまくやれる人もいるけれど、やれなくてもまったく不思議ではない。

新尾　しかし、もっともっとストレスフルな状況におかれている人は世の中のそこらじゅうにいて、平気な人もいるわけでしょう。これは人のタイプによるのでしょうか。

広瀬　自分に責任を押しつけて、社長や他の重役が逃げ出すのではないかと受け取ったという先ほどの話ですけれど、普通はありえない。ありえたとしても、ずいぶん先の話でしょう。そうした先の話を心配しないという姿勢が必要だし、他の仕事がごちゃごちゃ溜まってしまったときに、一気に整理しないで、そのうちなんとかなるさと鷹揚にかまえることが必要だったと思います。

うつ病気質のよい面、悪い面

新尾　夏休みの宿題を間際までぜんぜんやらないで平気な人がいますよね。私はそういうことができないたちだった。宿題は七月中にすませてしまっていました。それで、あとは日記にその日の天気を書き込むだけでいい状態にしておかないと気がすまないほうだった。

広瀬　夏休みの宿題に関しては、あなたのようなタイプの人のほうがいいに決まっているけど、そういう心配性傾向の人は足もとをすくわれる危険性があります。

新尾　でも、それが人間として損でもないですよね。いつまでもやらない人よりもいいでしょう。話はすごく飛びますが、かつて駅前で消費者金融のティッシュペーパーがさかんに配られていたことがあったでしょう。ティッシュペーパーに宣伝効果はないと私なんかは思うのですが、経済学者にいわせるとそうじゃないそうです。ああいうティッシュペーパーに書かれた電話番号に電話するようなタイプの人が消費者金融業者にとっては狙い目なんですって。要するに、あとで返すことになる高い金利のことを考えずにお金を借りてしまうような人がいい客になる。で、そういう人は夏休みの宿題を間際までやらないタイプの人だと聞いたことがあります。

広瀬　あなたのように、締め切りをきっちり守って完璧に最後まで仕事を仕上げるというタイプの人は、会社にも、それから取引相手にも信頼されるいい社員だと思いますよ。

新尾　いや、完璧主義ではないです。とにかく仕事が溜まって終わっていないのがいやなだけです。完璧主義の人は、何度も何度も見直すからいい仕事をするけれど、そのぶん時間がかかる。私の仕事ぶりはどっちかというとやっつけ仕事です。

広瀬　そういうところをみると、やや強迫症的性格なのかもしれませんね。

新尾　そうですね。自分ではそう思っていなかったのですが、うつ病が一進一退しながら治っていく過程で強迫傾向が現われたことがあります。このことについては、病気が治る過程についてふれる第7回でお話ししたいと思います。

それから、同じ頃に母が心身ともに衰えていって入退院を繰り返していました。看病、介護その他全般を父親が看ていたけれど、果たしてそれでいいのかということが、こころのどこかにひっかかっていたように思います。

マスコミあたりがいろいろなネーミングのうつ病を考え出しますよね。昇進うつ病、荷下ろしうつ病、引っ越しうつ病、産後うつ病とか。でも、うつ病の発症というのは、いろんなことがからまりあって起こるのであって、簡単にネーミングしてもらっては困ると当事者としてはいいたいですね。

広瀬　まあ、いろいろな要因が重なっていることは確かですが、新尾さんのばあい、そのなかの中心を成すものとして昇進があったことは間違いないのではありませんか。

新尾　でも、「昇進うつ病」と名づけられてしまうと、それに屈してしまった情けない人間という惨め感が否めません。

広瀬　昇進うつ病は本来喜ばしいことのあとにもうつ病になりうるという意味で、うつ病の啓発に利用効果があるのですが、ご本人にはつらいネーミングであることを私は初めて知りました。そうはいっても、昇進は当時のあなたにとってはかなりの打撃だったのではありませんか。

新尾　おっしゃるとおりだと思います。会社の状況のなかで引き受けざるをえなかったのですが、私のプランからいうと、あと二年、時間がほしかったと思います。そのくらいの時間を与えてくれれば、当時抱えていた課題を片付けることができたかもしれません。その結果、うつ病にならずにすみ、先生とお知り合いになることもなく、このようなインタビューを世に残すことにならなかったでしょう。

ことほど左様に、仕掛かった仕事を八〇パーセントくらいは片付けていないと新しい仕事にとりかかれないタイプの人間です。不器用な性格なのです。

広瀬　確かに人生は思ったようにはいかないものですね。それでも新尾さんはいろんな仕事を抱えながらそれをこなしてきたのではないですか。

新尾　それはそうですし、そういう器用なタイプになるというのが密《ひそ》かなあこがれだったのです。

ところで、広瀬先生の性格傾向はどうでしょうか。とてもまじめなタイプのようにお見受けしますが。

広瀬　締め切りに関してはあなたと正反対ですが、気を遣うほうで、責任感はあるほうでしょうか。一方、自分の領域の整理整頓は下手ですね。また、他人の頼みにノーと言えないほうですが、無理をしないよう自分に言い聞かせています。

新尾　うつ病を予防するという視点から考えた場合、ストレスが溜まるような立場に立たないようにふるまうというのが究極の予防法かもしれませんが、一般的にいってそれでは競争社会を渡っていけないですよね。また他人からの信頼だって失ってしまうかもしれない。うつ病にならないように生活していくことは可能なのでしょうか。

広瀬　当たり前の言い方になってしまうけれど、適度に休養をとり、気分転換することが重要でしょう。仕事自体が趣味みたいになってストレスが溜まらないという人がいないわけではないけれど、そういう人はごくごく一部でしょう。ですから、ストレス発散が必要です。昔は飲み屋のノミニケーションがあってよかったのですが、いまではその時間もなくなりました。飲み屋のママさんは世界的にみてもすばらしいカウンセラーだと思います。

それから、なにからなにまで引き受けるということはやめたほうがいいでしょう。なんでもかんでも引き受けて、仕事をこなしてうつ病にならずにすむ人もいるかもしれないけれど、そのかわりにからだの病気で倒れて寿命を縮めてしまうことだってあります。

新尾　うつ病にならなくても、心筋梗塞や脳梗塞で倒れたりするかもしれませんね。ですから、私は意外とうつ病になってよかったとすら思っています。土日に仕事をしたり、平日も行きつけのバーの片隅で深夜三時くらいまで原稿を読んでいるなんて生活が続いていましたから、うつ病にならなかったらもっとひどい病気にかかっていたかもしれません。

2　うつ病を理解する

「鬱」（うつ）という漢字を書ける人はどれだけいるだろうか。漢字のなかに「木」が二つも入っているように、こんもり茂っているという意味だそうだ。転じて、気分がふさぐという意味がある。一方、「憂」はうれえる（＝悪い結果になると心配する）という意味である。しかし「憂」に人偏がついた「優」は「やさしい」「すぐれる」という最上級の意味になるから、日本語は不思議である。さて、うつ病とは、簡単にいうと、四六時中（診断基準では二週間以上）「憂鬱」な気分にさいなまれてなにもやる気にならない、ものごとを悲観的に考えてしまうなどの症状がみられる病気である。しかし「うつ病」にもいくつかのタイプがあり、また「抑うつ気分」を呈する他の病気もあるらしい。今回は「うつ病」の一般的理解をはじめ、うつ病の周辺の病気、うつ病のさまざまなタイプについて解説する。

うつ病と躁うつ病をどう鑑別するかがうつ病学会の大きな話題

新尾　二〇一四年の日本うつ病学会を取材させていただいたのですが、私の印象は、双極性障害（躁うつ病）に関する演題がいつにも増して多いというものでした。これは、アメリカ精神医学会が二〇一三年に診断基準（ＤＳＭ－５：「精神疾患の診断と統計マニュアル」第5版）の見直しを行い、これまで気分障害としてひとくくりしていたうつ病と双極性障害を、はっきりと二つに切り分けたことをどう評価するかということに、精神科医の関心が集まったからだと思います。これまでのうつ病と双極性障害を一つにまとめた「気分障害（Mood Disorder）」という総称的な精神疾患の概念が消滅し、ＤＳＭ－５では「双極性および関連障害（Bipolar and Related Disorders）」と「抑うつ障害・うつ病性障害（Depressive Disorders）」が区別されるようになりました。広瀬先生はＤＳＭ－５についてどう評価されますか。*

＊第2回のインタビューは二〇一四年七月に行った。同年の日本うつ病学会直後であったため、質問は、当時話題となった新しい精神科の診断基準への評価をとっかかりにはじめられている。「うつ病を理解する」というテーマからは少し離れているかもしれないが、他のこころの病気とうつ病との関連や違いを知ることで、うつ病本体を理解していただければ幸いである。

広瀬　ＤＳＭの改訂は、この領域に限っていえば、臨床の知見に応える形で行われたものだと思い、おおむね評価しています。双極性障害をうつ病と見誤って診断して治療することの弊害が臨床上問題になってきたことを反映した診断基準の見直しだと思います。また、双極性障害がうつ病性障害よりも統合失調症に近い位置づけにされたのですが、これは笠原嘉先生をはじめ、昔から言われていたことです。もちろん境界領域をどう扱うかという問題は相変わらず残っています。

新尾　大うつ病*（いわゆるうつ病）であっても多少ともサイクルがありますね。非常に重いうつ状態から躁状態といえないまでも軽快し、軽快からうつ状態に戻るというサイクルです。二つに分けてしまうと、そういうサイクルをとらえにくくなりませんか？

＊大うつ病とは major depression の日本語訳。アメリカのプロ野球 Major League を大リーグと訳すのと同じ感覚で訳されたもので、別に大きいうつ病という意味ではない。「よくみられるタイプのうつ病」くらいに考えておけばよいだろう。

広瀬　気分の波を繰り返すのはある意味で大うつ病の特徴です。うつ病相を脱してハイテンションになる、あるいは抗うつ薬を飲んでいてその影響でハイテンションになるということはよくみられる。これを単極性のうつ病とみるか双極性障害とみるかという議論がこれまであったわけですが、ＤＳＭ－５は後者を双極性障害としてとらえることにした。いってみれば、双極性障害の範囲を広くしたといってよいでしょう。

うつ病を広くみる人は、抗うつ薬の効果にともなう一過性の躁状態がみられても双極性障害としないほうがよいとしています。いずれにしても、臨床の場で注意深く観察しなければいけないということに変わりありません。

うつから回復してくると、本人もうれしいものだから、リバウンド現象というか、一時的にハイテンションになることはよくみられます。これは自然な現象であるといってよい。ただ抗うつ薬の影響でハイテンションになるばあいは、私の経験上、双極性障害であることが多いように思います。

新しいタイプのうつ病が登場してきたことでさらに診断は複雑に

広瀬 双極性障害は、大きくは躁状態の程度が重い双極Ⅰ型と躁状態が軽い双極Ⅱ型に分けられます。
新尾 双極Ⅰ型は躁のときの症状がはっきりしているのでうつ病とはかなり異なることは理解できますが、双極Ⅱ型になると、うつ病との区別は難しいのではないでしょうか。

広瀬　おっしゃるとおり軽躁状態の見極めは難しいですから、うつ病として扱われやすいですね。もっとも双極Ⅱ型ではパーソナリティの問題がからみがちですので、その点から逆に双極Ⅱ型が疑われることがあります。そこであらためて問診をし、軽躁の時期があったことが確かめられて、双極Ⅱ型の診断にたどりつく場合です。

この問題に関連するものとして、一九七七年に私が逃避型抑うつ*とネーミングした、ある特徴をもったうつ病の一群があります。

＊逃避型抑うつについては、第7回の一八六頁で「新型うつ病」と関連させながらあらためて解説する。

逃避型抑うつの人は、大うつ病の人とは違って、プライドが高く、それでいて依存的で傷つきやすくて、ちょっとしたことで会社を休んでしまいます。欠勤もだらだらと続きやすく、規範になじまず、会社生活に適応しにくい人々です。たんなる適応障害とみられがちですが、状況が自分に合っていると軽躁といえるほど張り切って仕事をすることがありますから、私は双極Ⅱ型に属すると考えています。躁状態は軽いので、躁状態で入院することはありませんが、うつ状態はあまり重くないにもかかわらず、会社を長く休んでしまい、入院が必要となることがあります。

休みの日は比較的元気でも会社を休んでしまう点は、いま、ちまたで話題になっている「新型うつ病」と称される一群と似ています。ところが、先ほどお話ししたように、逃避型抑うつはすでに四〇年ほど前からあったのです。双極Ⅱ型障害や逃避型抑うつにも、治療薬としてSSRIを用います。

新尾　双極性障害にはSSRIはあまり使ってはいけないのではないですか？

広瀬　かならずしもそうではありません。この点については第4回「薬物療法：その1」でさらに詳しくお話しするつもりなので、そちらを読んでほしいと思います。

精神疾患の軽症化

広瀬　ところで、私が逃避型抑うつの症例を発表したとき、そんな患者はうつ病ではないと論評されることがしばしばありました。当時うつ病といえば、かなり深刻なうつ状態を抱えた人のことを指すものだったからです。

その後、精神疾患全体が軽症化しているということが言われ出し、この傾向は定着しているように思います。この現象は、重症の患者が減ったことと軽症の患者が掘り起こされて治療を受けるようになったこととの相乗効果で生じています。どうしてこういう現象が起こっているかという疑問に答えることは難しいのですが、これは日本だけでなく、世界的な現象といってよ

図２－１　自殺者数（警察庁統計）と失業率総務省調査）

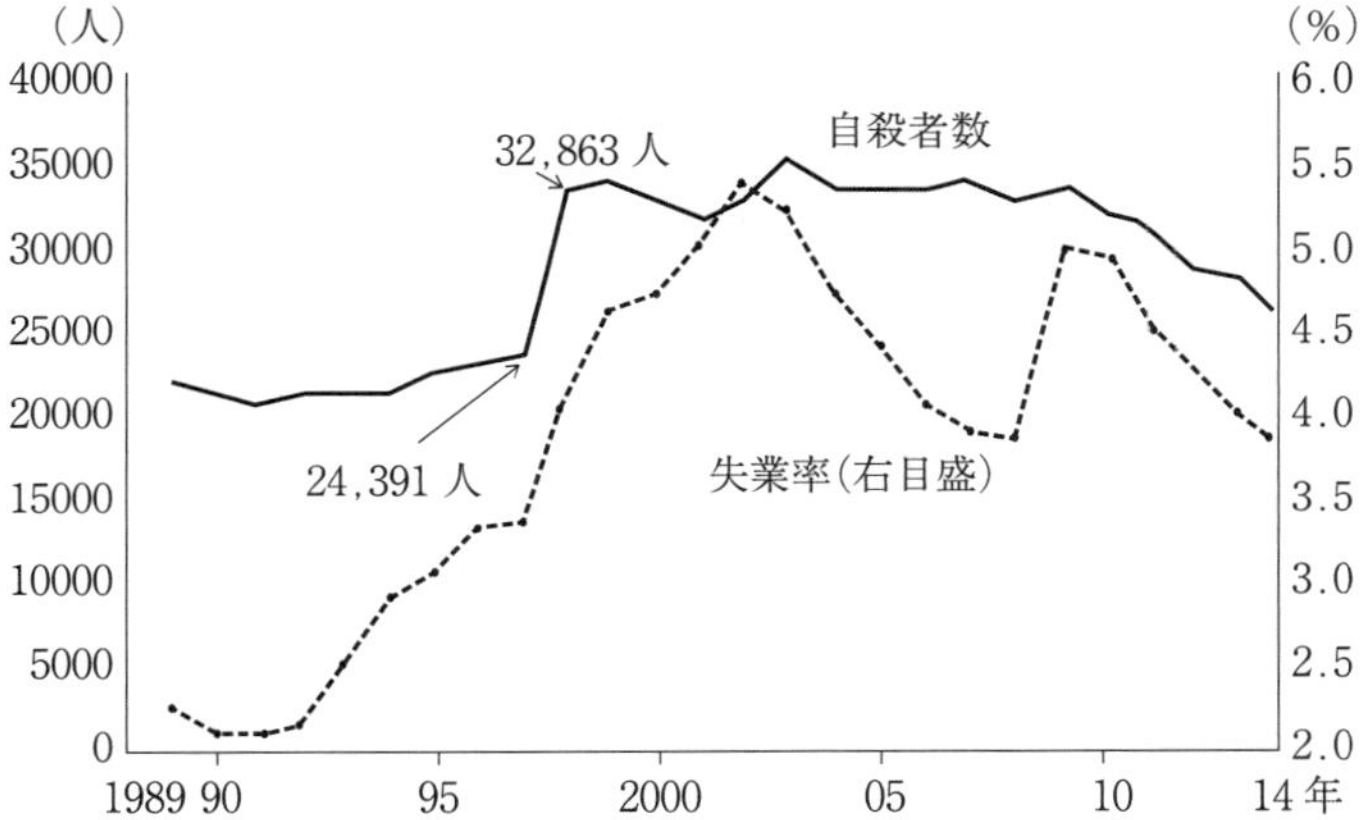

自殺者数と経済の状況を示す１つの指標である失業率とは関連性がみられる。ただし21世紀に入るとその関連性は顕著でなくなった。これは非正規雇用が増えるという雇用の質の悪化が１つの原因ではないかと思われる。2009年の失業率の上昇はリーマン・ショックの影響によるもの。

いでしょう。またうつ病に限らず、統合失調症でもあてはまる事実です。

軽症のうつ病が増えた要因のひとつに、うつ病に関する啓発活動があります。啓発活動が効を奏して、これまで医療にかかることなしにつらい思いをしていた人が、病院に行くようになりました。日本におけるうつ病の啓発活動は、二〇〇〇年頃に新しいタイプの抗うつ薬ＳＳＲＩが発売され、盛んになりました。

それからとくに日本のばあい、うつ病の増加と経済状況とが密接に関係しています。九〇年代前半に経済バブルがはじけて、長期の経済不況が続いたため、失業者が増えたり、非正規労働の比率が増えたりして、うつ病が増え、自殺者が増えたのです（図２

－1）。

新尾　うつ病が軽症化しているからといって、自殺する人は減っていませんね。自殺の数は経済状況との因果関係が大きい。経済用語の不況とうつ病が英語ではどちらも depression であるのは意味深です。

広瀬　おっしゃるとおりです。うつ病が軽症化すれば、自殺のような深刻なことにならないかというとそうではない。うつ病が重いとかえって抑制が働いて自殺にいたらないと解釈することもできます。重症のうつ病の人が入院治療の結果、軽快して復職までたどり着き、出社初日に線路に飛び込んで死んでしまうということもある。こういうことは、精神科医としてなかなか予測も防止も困難です。少しよくなってきたから外泊を許可したところ、外泊中に自殺してしまうこともある。だからといって、安全のために長期入院させるわけにはいかない。

新尾　現代人一般が脆弱になった面の影響はありませんか。

広瀬　自殺のケースは一件一件丹念に調べないとわからないから軽々にはいえませんが、どうしてこんなことで自殺してしまったのかわからないという例は、とくに若い人で確かに増えていると思います。よく面倒をみてもらっていた上司から急に冷たくされたと感じて自殺してしまうとか、自分がうつ病であるかわからないまま、自殺してしまう例があとを絶ちません。

うつ病を生みやすい社会

新尾　前回（「うつ病はどこからはじまるか」）の話では、うつ病が予防できるならそれに越したことはないけれど、予防は非常に難しいという結論になったかと思います。

ただ、やはり日頃の生活習慣が発症の引き金になること多いのではないかと思います。仕事上、悪い生活習慣を強いられるばあいもあるでしょうが、できるだけ規則正しいリズムをもって生活したほうが、うつ病の予防につながると思います。しかし夜間勤務や超過勤務など、不規則な生活を強いられる人たちも少なからずいらっしゃるので、現代人がうつ病を予防するのは大変難しいようですね。

広瀬　不規則勤務の人がうつ病にかかりやすいとはいえるけれど、それは程度の問題でしょう。

新尾　不規則勤務が常態化してある程度それが生活リズムになってしまっているような人は、大丈夫だということでしょうか。

広瀬　それに慣れるのはかなり難しいのではないでしょうか。ただし、常態化してもそれに対する休養が十分とれるばあいは、発症リスクはあまり増えないと考えてよいでしょう。

新尾　労働衛生面から考えると、たとえば月間一〇〇時間以上の残業だとか、連続深夜勤務だとかは避けたほうがいいのでしょうね。

広瀬　おっしゃるとおりです。一〇〇時間以上時間外労働をしてうつ病になったばあいは、労災認定の条件を満たします。八〇時間くらいだとグレーゾーンです。

新尾　時間がきちんと管理がされているのであれば、まだましで、多くは家に仕事を持ち帰ったり、裁量労働だったりします。そうなると、目に見えないですね。世にいうブラック企業に勤務しているような若い人たちを診察されることはありますか。

広瀬　ときどきあります。ただ若い人たちは、会社を辞めてしまうことが多いのです。それはそれで仕事を転々とすることになって問題解決にならないとしても、さしあたって自殺のリスクは避けられる。問題は抜けられない人たちです。ひどい労働条件下におかれても飛び出せない人たちがいるわけです。そういう人がうつ病になって自殺することがあります。一度勤めだしたところから離れられず、自分で終身雇用を決め込んでしまう。

新尾　ただうつ病発症頻度の高い年齢である四〇～五〇歳台になると、会社を辞めても、新しい職場を見つけるのはなかなか難しい。

広瀬　それでも、脱サラして自分で新たな道を開く人もたくさんいます。まあ、そういう強い気持ちをもった人は、うつ病になりにくい人だともいえるのですが。

新尾　うつ病になりやすい気質の人は、なかなかいやな場所から飛び出せない。飛び出せないから余計にひどい目に遭いやすい。こういうダブルパンチをくらっている。

広瀬　また、そういう人は自分の悩みを相談しない人が多い。とくに男性がそうです。じつは女性のほうが率からいうと、うつ病にかかる人が多いのですが、自殺にいたってしまう人が男性に圧倒的に多いのは、男性のほうが孤立する度合いが高いせいではないかと思います。ただし、大量服薬とかリストカットで自殺未遂を起こすのは女性が多い。

働く女性のばあい、うつ病の原因として同僚との人間関係をあげる人が多いですね。いじめや仲間はずれとかが原因になる。ただ最近は、男性同様、上司との関係をストレス因にあげる女性が非常に増えていますし、逆に自分が上司になってその責任感からうつ病を発症する方も出るようになっています。

うつ病による自殺について

新尾　うつ病でいちばん怖いのは、自殺にいたることがあることです。自殺の兆候というのは、医師の眼から察知できるものなのですか。

広瀬　自殺の兆候がわかればありがたいのですが、難しいですね。「これは危ないな」と感じることはあります。でも、治療中百パーセント自殺を防ぐことができるかというと、残念ながらそうではありません。患者さんに自殺されることほど、精神科の医師にとってショックなことはありません。笠原嘉先生が提唱するうつ病の小精神療法の7原則＊のなかに、治療にあたって「自殺しないことを約束させる」という項目があるほどです。

＊第6回表6-1を参照のこと。

精神科医は、患者さんに寄り添いながら治療していくことを約束しながら、一方で患者からは「自殺をしない」という約束を取り付ける。これは「言うは易し、行うは難し」の面がありますが、精神科医が常に心がけるべき、イロハの「イ」といってよいでしょう。

一方で、精神科医は患者さんの表情や態度を観察しながら、自殺の兆候を見抜いていくことが必要です。

うつ病のばあい、覚悟の自殺というのは案外少ないのです。自殺を企図しながら、一方で止めてもらいというアンビバレントな感情をもっているものです。自殺用のグッズを用意したり、自殺する場所を下見したりすることもあります。注意深く観察していれば、兆候をつかむことは可能です。

うつ病の患者は孤独感や見放され感が強い。家族は見放しているつもりがないのに、本人は見放されたと感じてしまう。ですから、家族の方にも患者さんの表情や態度をよく観察していただくことをお願いしたいです。

新尾　自殺された家族にしてみたら「どうして?!」と思ってしまうでしょうね。

広瀬　もちろん、家族も職場の仲間もそうです。普段と少し違って元気がないと感じていても、自殺するとはまず考えません。

うつ病の診断について

新尾　ここでうつ病の診断法についてうかがいます。

これまでのうつ病の診断は、もっぱら患者の症状を診て診断を下すというものでした。生物学的な診断というか、より客観的な診断が可能になれば、診断精度が高まると思います。その可能性は開かれているのでしょうか。光トポグラフィ（ＮＩＲＳ：near infra-red spectroscopy）を用いた検査がありますね。どんなものですか？

広瀬　ＮＩＲＳ検査とは非侵襲的に脳の血流量を測ることで、うつ病の診断に役立てようとするものです。うつ病には特有の血流のパターンがあることが知られています。ＮＩＲＳはこの血流パターンを波形に置き換えてみることができる機械です。今後、うつ病特有の血流パターンがより正確にわかるようになり、また検査機がより進化していけば、精度の高いうつ病の診断ができるようになるかもしれません。普及すれば機械の値段も下がるでしょう。

検査自体も大げさなものでなく、脳波をとるよりも簡単です。ＮＩＲＳ検査は統合失調症・双極性障害・うつ病に対して保険適用になっています。

ただ現状では、症状と経過などによってうつ病を診断しているのが一般的です。

新尾　うつ病の症状について書かれた本を読みますと、「抑うつ気分、興味・喜びの減退、食欲の減退または増加、…」と続くのですが、いつもわからなくなるのは、食欲の減退ならば、ああこれはうつ病の典型的症状だなと理解できるのですが、「増加」とも書いてあって、「あれあれ？」と疑問に感じてしまうのです。うつ病の人で食欲が増加することがあるのだろうか、と。また「眠れない」という症状はうつ病の典型的症状だと思うのですが、ところが「不眠」のあとに「睡眠過多」とも書いてあります。うつ病で過眠になる人がいるというのは、素人目には疑問です。

広瀬　典型的なうつ病は、食欲が減退し、不眠症状を示すのですが、非定型うつ病というものがあって、このばあいは、食欲が増加したり、過食になったりすることがあります。体重が増加したりもする。うつ病の国際診断基準のなかには、典型的なうつ病の診断基準とともに非

表2-1　うつ病の主な症状

（ほとんどの症状は2週間以上存在することが必要）

1）抑うつ気分（ほとんど毎日、一日中）

2）すべての活動における興味・喜びの減退

3）体重減少、食欲減退

4）睡眠障害

5）不安・焦燥または制止

6）易疲労性、気力の減退

7）無価値感、自信の低下、罪責感

8）思考力・集中力の減退、決断困難

9）自殺の念慮や行為

定型うつ病の症状も放り込んでしまっているために、そういう記述になっているのです。実際のところ、普通のうつ病は、食欲減退、不眠を呈するのが特徴です。うつ病の主な症状を表2-1にまとめました。

新尾　ですから一般書には、うつ病の典型的症状は食欲減退や不眠であるとして、注記して非定型のうつ病においては食欲増加や過眠がみられるとしたほうがよいですね。

広瀬　そのとおりです。非定型うつ病は頻度としても少ないですから、一般の人にはそう理解してもらったほうがよいでしょう。非定型うつ病のなかには、過眠、過食などの逆自律神経症状を呈するものがあるといわれています。非定型うつ病という概念はまとまりがないもので、逆転した自律神経症状を呈するものや不安が強いものなど、典型的うつ病とはいえないものは全部、非定型うつ病に入れ込んでしまっているので、これもうつ病とはなにかをわかりにくくしている原因になっています。逆自律神経型をV型、不安症状の強いものをA型として分ける人もいます。

V型ではまれですが、性欲亢進を示すこともあります。普通のうつ病は性欲が減退します。V型、A型の区別は第5回であらためてお話ししましょう。

新尾　あたりまえのうつ病を経験した者からいわせていただくと、いまおっしゃった非定型うつ病のうちの、とくにV型はうつ病ではないといいたくなります。

広瀬　この点は、精神科医の間でも議論が続いています。うつ病でなくて、神経症だという人もいます。

新尾　薬物療法になると、どちらも同じような薬（代表的な薬としてはＳＳＲＩ）を使うという意味では、同じカテゴリーに入れておいてもいいということですか。

広瀬　そうですね。また神経症のばあいは、性欲が亢進したりすることは考えられない。その点でも、非定型うつ病を神経症の一種だとして片付けることはできません。

図2-2　うつ病の身体症状

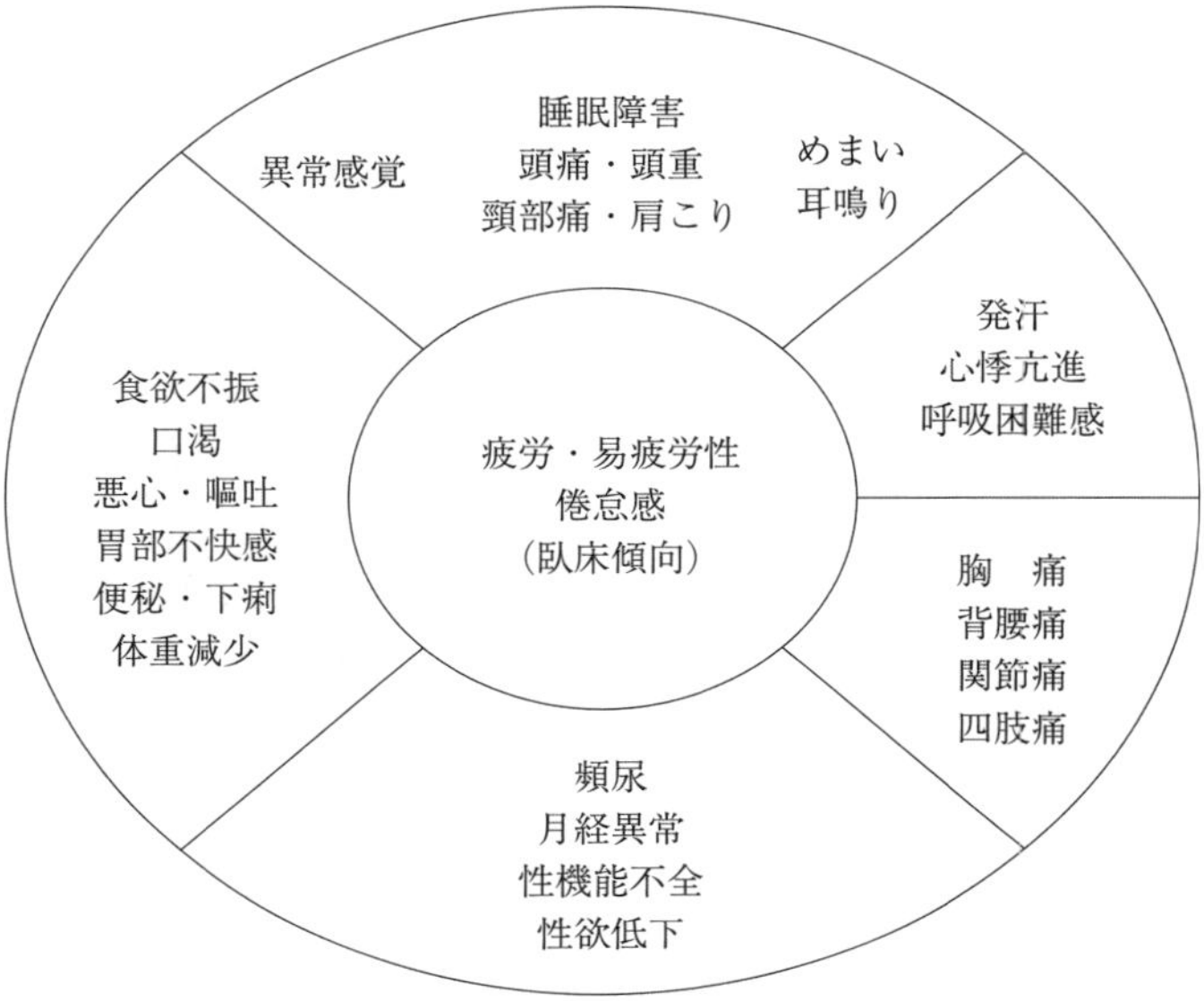

うつ病の身体症状

新尾　うつ病ではないかと早めに気づくためには、うつ病によくみられる身体症状について知っておくのも大切ですね。うつ病の身体症状にはどのようなものがありますか?

広瀬　うつ病でよくみられる身体症状は図2-2のようなものです。輪の外側はカテゴリーとしてまとめられる症状、中心にあるものは全身的で心身にまたがる性質のものといえます。早期にみられる重要な身体症状としては睡眠障害があります。睡眠障害は、うつ病の人の八〇~一〇〇パーセントの人にみられるとされています。

それから、食欲不振も高率にみられます。

疲労・倦怠感も重要です。疲れてすぐに横になってしまい、起きてこられない。こんな状態が続くものだから、本人も家族も重大なからだの病気があるのではと思ってしまう。では、なぜうつ病の人がひどい疲労感に襲われるのかというと、この原因が案外わかっていません。

新尾　一時、慢性疲労症候群という疾患が話題になったことがありましたが、このなかには本来はうつ病と診断されるべき人がかなり入っていたのではないでしょうか。

広瀬　その一部は、うつ病である可能性があります。慢性疲労症候群は現在も診断名として残っています。慢性疲労症候群と診断されるほうがうつ病と診断されるよりも、こころの傷が小さくてすみますから、うつ病よりも慢性疲労症候群と診断されることを好んだ方も多かったようです。

ただし、慢性疲労症候群には慢性疲労症候群ならではの症状があります。慢性疲労症候群とうつ病を鑑別するのは容易ではないですが、慢性疲労症候群のばあいは免疫の異常で、リンパ節が腫れたり、感染症にかかりやすくなり、発熱が続いたり、といったことが現れます。そして、本当につらくて起きることができないといった症状がみられます。

新尾　身体の病気によってうつ病になることはあるのでしょうか。

広瀬　身体の病気にともなううつ病として甲状腺機能低下症、副腎皮質の異常で起こるアジソン病やクッシング症候群、パーキンソン病、脳梗塞など脳血管障害によるものなどがあります。C型肝炎などの治療に用いられるインターフェロンなどの薬剤性うつ病も知られており、うつ病の生物学的要因解明の一助になっています。

精神科と一般医との連携の必要性

新尾　これは逆説的な言い方になりますが、一度、精神科にかかって治療をはじめると、患者のほうが、身体症状を訴えるのを忘れてしまうといったことがあるように思います。

広瀬　確かに、精神科に通い出すと、精神症状しか訴えてはいけないように患者が考えるようになったり、精神科医のほうも身体症状にあまり関心が向かなくなる傾向がみられがちです。

新尾　そのまた逆に、近所のお医者さんにかかると、気の疲れではないといわれるばあいがある。そして、精神症状を軽視して身体症状だけで診断されてしまう。最初に患者さんが一般医にかかった際に、身体症状と精神症状の両方を診てくれるといいのですが、なかなかそうなっていないのが現状だと思います。

広瀬　そこがいちばんの問題です。そこで医師会などが主導して、一般医が精神科医と連携して診療に当たるような試みがはじまっています。一般医が精神科医に紹介する際に、保険点数がつくようにしたのですが、現実はかならずしもうまくいっていません。

身体症状といっても、睡眠障害は、からだの病気と直結しない症状です。ですから、睡眠障害が現れたときは、精神的な病気を疑うようにすべきだと思います。

最近では、睡眠外来や睡眠障害を専門とするクリニックが少しずつ増えています。新尾さんも、うつ病とはっきり診断される前に、かれこれ一年以上睡眠障害（不眠）に悩まされ、睡眠クリニックに通っていましたね。そういうクリニックが増えているのはいいことです。

睡眠障害がすべてうつ病の走りかというと、そうでもないことがありますから、そこでふるいにかけることができます。睡眠相が逆転して昼寝て夜起きてしまう人や、睡眠相がずれていって日常生活に支障が生じる人、また睡眠時無呼吸症候群の人もいます。ただし、睡眠時無呼吸がある人はうつ病になりやすいという調査結果もあります。

うつ病の症状か、抗うつ薬の副作用か

新尾　うつ病の人に自律神経失調症状が多くみられるというのは、直感的に考えて当たり前というか、うつ病という診断を下すことに抵抗があるから自律神経失調症というあいまいな診断をつけることがあるくらいですよね。

嗅覚・聴覚・視覚が過敏になるということは、体験者として実感いたしました。とくに嗅覚異常はひどかった。食べたもののにおいがいつまでも口の中に残るんです。あるいはご馳走の臭いも、香辛料の臭いが気になって、かえって食欲を殺ぎました。二日酔い状態と同じです。ただし、もしかすると、口臭が気になるのは、うつ症状の一つである、口が渇いていたせいかもしれません。

広瀬　そうですか。私は、嗅覚異常を訴える患者さんにあまり出会っていません。抗うつ薬の副作用で口が渇くことがありますが、新尾さんのばあい、抗うつ薬の副作用も考えられる。口が渇く人は、ひどくなると、そのために会話もできなくなってしまいます。

新尾　幸いにして、そこまでひどい口渇ではありませんでした。抗うつ薬を飲み出す前から口が渇いていましたから、抗うつ薬の副作用というより、おそらくうつ病の症状だったのだろ

うと思います。よく患者さんやまた患者さんの話を聞き取ったマスコミが抗うつ薬のいろいろな薬の副作用をとりあげますが、それらはうつ病の症状であるのか、抗うつ薬の副作用であるのか、はっきりしないことも多いと思います。

広瀬　おっしゃるように、口渇、便秘などはうつ病の自律神経症状としても現れると同時に、抗うつ薬（主として三環系抗うつ薬）の副作用であると考えることもできるので、区別が難しいのです。

新尾　私が抗うつ薬の副作用だと感じたものは眠気です。私は、抗うつ薬を飲みながらというか、うつ病になりながら仕事をしていたのですが、会社に行くと、朝一〇時くらいに眠くなってしまうのです。しかたないので、うたた寝しておりました。周りの同僚をさぞかしディスカレッジしたと反省しています。とくに一時**リフレックス**（ミルタザピン）*を処方していただいたことがありますが、この薬を飲むと半日は眠くて仕方なかったです。

***リフレックス**（ミルタザピン）についても第4回「薬物療法：その1」で詳しく説明する。

広瀬　口の渇きに対しては、飴をしゃぶるなどで対処したのですか？

新尾　いいえ。飴をしゃぶると口の中がかえってべたべたしてだめでした。ガムはかむと唾液が湧くので効果があったように思います。

広瀬　うつ病時の口の渇きは、水を飲むだけでは解決できませんね。なにしろ唾液が湧いてこないのですから。新尾さんは嗅覚異常があったようですが、うつ病の人は、聴覚異常、視覚異常を示す人が多いようです。

新尾　聴覚過敏も、視覚過敏もありました。エアコンの音が気になって眠れない。家族がみているお笑い番組とかバラエティ番組の音声、とくに馬鹿笑いが気になっていらいらしてしょうがなかった。また視覚ですが、陽の光や蛍光灯のあかりがいやにまぶしく感じたことがあります。高級なホテルにあるような間接照明がうつ病患者にはいいみたいです。

広瀬　うつ病の人はまぶしいのが苦手で、部屋を暗くして寝ていることが多いです。私がS病院の院長をしていたとき、病院のレトロな雰囲気がいいと患者さんにいわれて、救われた思いをしたものです。

新尾　うつ病にかかると外に出たくない気分になりがちですね。とくに、どんよりと曇った日の外出は苦手ですね。

広瀬　一方で、晴れ渡ってみんながうきうきするような陽気も苦手なんじゃないですか?

新尾　それはわかります。ほかの人は陽気なのに、自分だけ取り残されているという惨めな気分に陥りますから。

広瀬　だから、まだ曇った日のほうが気分はましになるのではないかな。

新尾　いいえ。私のばあいはそうじゃありませんでした。暑くもなく寒くもない緩やかな日はいくぶん穏やかな気分になれました。しかし、人混みには決して足が向きませんでした。それから、災害や犯罪のニュースをみるのが、非常に苦手になりました。

広瀬　それはそうでしょう。殺人のニュースを平気でみることに慣らされているわれわれのほうが異常であるともいえる。ある意味で、うつ病の人はそういう面での感受性が敏感ないし正常になっているといっていいでしょう。

新尾　自分だけが惨めだと思い込んでいるわけですから、他人の不幸をみて多少救われるのではないかと思われがちですが、そういう不幸な方々をみると、今度は、自分もあれと同じだという具合にマイナスな部分に同調してしまう。一方で、幸せそうな方をみると、自分とくらべて惨めな気分になる。まったく嫌になってしまうくらい、病気のせいで性格がねじ曲がってしまいました。

広瀬　うつ病になると身の置きどころのないつらさを感じておられるのに、それをうまく表現できないために余計苦しくなるのですね。

新聞が読めない

広瀬　入院してみて、自分と同じように闘病している方々と接して、共感を覚えることはありませんでしたか。

新尾　そういう面は確かにありました。それは入院治療のひとつの副産物だとは思います。しかしそうでない面もあります。これは次回、うつ病の入院治療についてうかがうさいに体験談としてお話したいと思います。

広瀬　ところで新聞や本は読まれていたのですか。

新尾　新聞や本がまったく読めなくなりました。

広瀬　それは災害や犯罪以外のニュースもですか。

新尾　はい。私は経済関係の編集出版にも関わっていたので、日経新聞くらいは目を通しておく必要があるのですが、まったく読めなかったです。読むと現状から取り残されていく自分が照らし出されていくようで、新聞は手につきませんでした。

ところがおもしろいことがあって、入院中に家族が日経新聞を病院に届けてくれていたのですが、当時、渡辺淳一さんの『愛の流刑地』という小説が連載されていました。その後、本になりベストセラーになった官能恋愛小説ですが、これだけは読めました。

この小説の主人公は、処女作はヒットしたものの、あとは鳴かず飛ばずで世の中から取り残された小説家です。その小説家が、夫婦間の愛情のさめてしまった清楚な人妻と恋に落ち、性愛のかぎりを尽くしていくという小説なのです。どういうわけか、この欄だけは読めたのです。おそらくこの小説の主人公がかなり惨めな境遇にあったにもかかわらず、人妻と甘美な世界を分かち合うというストーリーが、当時うつ病者であった私にはもってこいだったのではないでしょうか。

中年の男性サラリーマンにはうってつけの小説で、渡辺淳一さんは日経新聞の読者獲得に一役買ったに違いないと思います。

ところが、この小説は連載の中間あたりで、セックスのクライマックス時に男が女の首を絞めて殺してしまうのです。私はこの回を境にこの小説を読み進むことができなくなりました。なぜかというと、死んだ恋人の死体をどう始末するか、逮捕されて裁判にかけられたり、とても面倒なことになるだろうと思ったからです。しかも、この主人公は自分たちの秘めごとを録音していたので、裁判でテープが証拠採用されるだろうことがみえみえなんです。そんな修羅場は、仮に小説であったとしても、うつ病者には読めたものではありません。

広瀬　うつ病では一般に性欲は低下して、男性ではインポテンツ、女性では冷感症になることが多いのですが、一方で異性への依存や甘えが強まって不倫にはしることもあるので、この小説に惹かれたのかもしれませんね。

うつ病と他のこころの病気の関係

新尾　さて、話題を真面目なほうに戻して、うつ病の診断について、おたずねします。とくに双極性障害（躁うつ病）との鑑別についてです。最初の診察をなさるさいに、うつ病か、双極性障害の違いはわかるものなのでしょうか。

広瀬　うつ病と、統合失調症のうつ状態との鑑別はある程度初診でつきます。しかし、双極性障害との鑑別は難しいです。何年もうつ病を繰り返している人が、二〇年くらい経ってからはじめて躁病を発症するという例もありますから、自信をもって早期に鑑別できるものではありません。双極性障害のうつ状態は、抑制症状が強い一方、不安は少ないと一般的にはいわれています。また普段の性格、行動パターンにはなやかな面がみられる、たとえば何度も結婚しているといったばあいは、双極性障害である可能性を頭において患者を診るということは行っています。若い頃にうつ病を発症し、再発を繰り返している人は躁転する可能性があることを疑ってかかるようにしています。しかし、鑑別はなかなか難しいですね。

新尾　うつ病の発症年齢ですが、一〇代、二〇代でも多いのですか。

広瀬　典型的なうつ病の発症年齢は中年期です。

新尾　若年発症のうつ病は、将来双極性障害に発展するばあいもあるし、また現代型うつ病といわれるような、典型的なうつ病とは違うタイプのうつ病が多くみられるということでしょうか。

広瀬　そう思います。また若年発症のばあい、最初はパニック発作とか、不安症状ばかりが目立っていたのが、あるときからうつ病が出てくることがある。パニック症（パニック障害）の人は性格的には社交的で明るい人が多い。そういう人は、ひとりでいると不安になるので誰かと一緒にいたがるタイプの人たちです。これは人前を怖れる対人恐怖症（社交不安症）の人とはちょっと違う。

新尾　人前に出ることが苦手な社交不安症とパニック症とはかなり異なる病気なのですか。でも、社交不安症とパニック症を合併する人も多いと聞きますが、矛盾しませんか？

広瀬　パニック症と社交不安症とはかなり異なります。にもかかわらず社交不安症とパニック症を合併する人が多いのは、パニック発作を体験すると、二次的にいろいろな恐怖症が起こるわけです。パニック発作が再び起こることを恐れて、外出や電車に乗ったりすることができなくなり、結果的に人前を避けるのです。社交不安症とうつ病の合併も多いのですが、これはパニック症からうつ病を発症するというルートとはちょっと違うのではないでしょうか。

新尾　確かに、私が読んだ本の中で、パニック症の人が人前に出たときに感じる不安は人前でパニック発作が起こるのではないかという不安であり、社交不安症の人の人前に出たときの不安は自分が人前に出てどぎまぎしていることを悟られてしまうことへの不安だと書いてありました。

広瀬　人前でパニック発作を起こす不安というときの「人前」とは厳密にはその人が助けてもらえない「赤の他人」という意味ですから、二つの疾患では、不安というものがもつ意味合いがかなり異なります。日本では、赤面恐怖が治療対象になっていますが、欧米では顔が赤くなるのは善人の象徴であって、チャーミングな人としてとらえられ、かならずしも悪いイメージはないのです。日本では、赤面してしまうことが恥ずかしいという、「恥」の文化が根づいています。

新尾　社交不安症という文化に関わる疾患のばあいは、日本での理解と欧米での理解とではかなり温度差があると考えたほうがよいのでしょうね。病像のとらえ方にしろ、困っている人の困り具合も違うのではないでしょうか。

広瀬　ええ、違います。欧米のほうが社交性を強く求められますから。ですから、欧米の社交不安症の患者さんはかなり深刻だと思います。

新尾　そういえば、私が担当した社交不安症の翻訳本では、治療目標が「大勢の人の前で講演ができるようになること」でした。これは欧米流のジョークだと思っていたのですが、本当にそこまで治さないとアメリカでは困るのかもしれません。

広瀬　そういう文化的な違いを考えなくてはいけません。それを飛ばしてＤＳＭ診断の受け売りをしてしまうと変なことになってしまう。

いずれにせよ、社交不安症のばあいは、人前に出たり、対人関係に悩んだ末に二次的にうつ病を合併すると考えたほうがいいでしょう。

いまお話ししたことを理解していただくために、ＤＳＭ－５で不安症群（不安障害群）に分類される疾患のうち、うつ病とのかかわりの深いものを簡単に整理しておきます。

・**パニック症**：突然起こるパニック発作（不安発作）を繰り返すもので、発作症状としては動悸、発汗、震え、息苦しさ、めまいなどがあり、発狂恐怖や死の恐怖におそわれ、救急外来に搬送されることが多いが、身体的な諸検査では異常がみられない。その後、発作再発への予期不安から発作の起こりやすい混んだ乗り物や閉所を避けるようになり、二次的に乗り物恐怖、閉所恐怖などが出現し、全体的に外出恐怖におちいって、日常生活に支障をきたす。パニック

症はうつ病との併存が少なくなく、抗うつ薬の効果がみられることから、共通の生物学的基盤も想定されている。

・**社交不安症（社会恐怖）**：他人の視線にさらされることを怖れて人前を避ける状態が特徴的で、社交や職業生活に支障をきたす。わが国では古くから赤面恐怖、対人恐怖と呼ばれて知られてきたが、国際分類では社交不安症に位置づけられる。うつ病との併存が多いといわれる。

・**全般不安症**：右記二つとともにＤＳＭ－５では不安症の中核を占める。生活上のさまざまな問題に対する強い不安、心配が持続する状態でいらいら、緊張、疲れやすさ、集中困難、不眠などが生じやすい。うつ病との併存が多いといわれるが、うつ病の不安との区別は簡単ではない。

うつ病と不安との関係

新尾　不安症群とうつ病とは似ているようで似ていない、似ていないようで似ているという、複雑な関係にありますね。私のばあい、自分が本当にうつ病であるかどうかずっと疑っていて、全般不安症と診断されてもいいのではないかというくらい、なんでもかんでも不安を感じます。たとえば明日、会議があるというと、不安でしかたなくなる。出たくない気分になる。

広瀬　そういう不安はうつ病になる前からありましたか？

新尾　いいえ。それはうつ病にかかってからです。

広瀬　ということは、それはベースにうつ病があることによって生じた不安であって、不安症ではないでしょう。

新尾　ただ、私は子どもの頃はひどい引っ込み思案だったのです。それが成長にともなって克服されていった。社会生活を営みながら、子どもの頃の社交不安症的な面はまったく影をひそめていた。

ところが、五〇歳を過ぎてうつ病を発症することによって、かつての不安気質がぽんぽんと頭をもたげてきた。それでなにをやるのも、不安で不安で仕方ないという気分がずっと続いているのです。とはいえ実際、人に会ったり、会議に出たりすれば、そこそここなせるわけで、これはいってしまえば、取り越し苦労なわけですけれど、根っこには不安気質が横たわっているとみてよいのではないでしょうか。

広瀬　あなたのような経過をとるうつ病の方はわが国には多いようです。子どもの頃の人見知りの強い性格が大人になって完全に消えたところでうつ病になる人がとくに男性で多いですね。根っこにある問題は、笠原嘉先生がダムの例を用いてうまく説明されています。* ダムは水を満々とたたえているときは、湖面は大変美しいものである。ところが、水が減って底がみえてくると、泥や枯れ木がみえてきて、すごく汚くみえるようになる。しかしだからといって、その汚い部分に着目して精神分析で治療しても無駄だし、害があるだけだといっているのです。必要なことはダムに再び水を満たして底の部分がみえないようにすることだ、と。

＊笠原嘉『うつ病臨床のエッセンス』(みすず書房、二〇〇九年)

新尾　それはとても腑に落ちる説明ですね。

広瀬　うつ病になると、自分が本来もっていた脆弱な部分がもろにみえてくるようになります。でも、その弱い部分をあげつらって解決しようとしても、ますます深みにはまっていくだけです。それよりもいまあるこころの疲れをとることに徹したほうがよいということです。

適応障害か、うつ病か

広瀬　気分変調症や適応障害などについても、同じようなことがいえるかもしれません。気分変調症はもともと抑うつ神経症に位置づけられていたものです。性格との絡みで慢性的に落ち込み気分が続くのが特徴で、なかなか治りにくいものです。

一方、適応障害は、その人にある弱さがきびしい環境で表に出て発症する。その症状のひとつに軽いうつ症状があります。ですから、軽症のうつ病と適応障害の鑑別は難しい。適応障害からだんだんと本格的なうつ病になることもあります。したがって私は、適応障害の一部はうつ病にいたるひとつのステップではないかと考えています。

新尾　がんの人がうつ状態になった際、適応障害だとされることが多いと思うのです。しかし患者の側からいわせてもらうと、一度がんにかかってしまったばあい、そこから逃げ出すわけにはいかないですよね。それを適応障害とするのは酷な話だと思うのですが、いかがですか。

広瀬　がんの人のうつ状態のばあい、反応性うつ病という意味で適応障害といわれているように私は思います。適応障害というのは、本格的なうつ病にくらべればまだ軽いうつだといっても差し支えないでしょう。ですが、いまいったように、そこから本格的なうつ病に発展することはいくらでもありえます。

新尾　ですから、適応障害は軽症だ、だから放っておいてよい、ということでは全然ないということですね。

広瀬　もちろんです。いまのがん患者のうつの例でいうと、精神科医はうつ病と診断すると思います。心療内科医やがん専門医のほうがむしろ適応障害と診断するのではないでしょうか。

精神科医は初診でなにを診ているか

新尾　ところで精神科医は、初診のさいにどんなことに関心を払って診ていらっしゃるのでしょうか。

広瀬　まず大事なのは、当たり前ですが、患者さんがどんな症状で苦しんでいるかです。その次は、その人の性格、さらには家族歴です。血のつながった家族にうつ病の人はいるかどうかという遺伝的な背景も大事ですが、養育環境を知ることも大切です。それには、親に厳しく育てられたか、甘やかされたかなどのほか、親や親族との死別体験、虐待などを体験しているか、などが含まれます。さらに予後に関係するということで、どのくらいのサポートシステムをもっているか、逆にいうと、どのくらい孤独であるかを知ることです。単身であるか、職場の理解があるかどうかも、重要なポイントです。

新尾　私はまわりの環境に恵まれていると思いますが、本当につらい環境におかれた方がたくさんいらっしゃる。患者会で話を聞くと、うつ病になって当たり前のような境遇の方が本当に多いのです。こうした方々のばあい、仮に治療が成功して、軽快しても、戻った先が悪い環境のままだと、うつ病が治ることがあるのだろうかと心配になります。

それから多くの人のばあい、なかなか自分がうつ病であることに気づかなくて、どうにかこうにか、うつ病を診てくださる医療の場にたどり着くわけです。そういう方は、最初はとり乱していると思います。

広瀬　なかにはインターネットなどでいろいろ調べてくる患者さんもいるけれど、ほとんどは、誰かに引っ張られてやってこられる人が多い。当人はいやいや来ているわけで、かならずしも診察に協力的ではない。そういう方のばあい、症状や背景となる環境について聞くだけでなく、というより、それよりもっと重要なこととして、その人を支えていく姿勢がこちらにあることを理解してもらわなくてはいけない。そのさいに、ただ愛想よく接すればよいわけではないし、医者が元気いっぱい話すぎるのもよくない。元気のいい医者から元気をもらうという患者もいないわけではないけれど、うつ病の患者さんのばあいはそういう態度では失敗することが多い。うつ病の患者さんがぼそぼそと話すことを、まず親身になって傾聴するという姿勢が大切です。

初診の患者さんのばあい、自分がなにに苦しんでいるのか、なにを悩んでいるのかすら、わからないことが多いのです。したがって一回目の診察では、患者さんの苦しみや悩みがなんであるかを患者さん自身にある程度悟らせることをこころがけます。そして初診では、その苦しみを理解してくれる人がいることをわかってもらうことが大切です。患者さんのなかには、具体的な病名を告げられたり、どうしてそうなっているかを説明することで納得する人もいれば、そこまでいかなくても自分の苦しみをわかってくれたことで安心する人もいる。

人の内面を扱う仕事だから、聞きすぎてもいけないし、聞かなすぎてもいけない。その案配を患者さんによって使い分ける必要があるので、面接には安直なマニュアルはないといってよいでしょう。

3　うつ病の入院治療の効果

うつ病になった人は、どのようにして病気を治療していくのだろうか。うつ病の原因は過剰なストレスであることはほぼ間違いないので、そうしたストレスがかかる環境を遮断し、十分な睡眠をはじめとする休養をとることが治療の一歩となる。またうつ病のばあい、自殺のリスクが高まるので、最悪の事態にいたらないような目配り、ケアが必要である。自宅療養は患者を孤立させがちなので、とくにうつ病の急性期には入院治療が有力な選択肢となる。しかしそのためには、精神疾患で入院するということに対する社会的偏見の払拭や入院患者の人格の尊重、入院環境の改善がよりいっそう求められる。

精神疾患に対する偏見を越えて

新尾　私は、二〇〇五年一月下旬から二月下旬の約一カ月（正確には二〇〇五年一月二七日から二月二一日まで）、精神科専門病院である、このS病院に入院しました。そのときの主治医が（当時）院長の広瀬先生でした。うつ病の入院治療のメリットについて、先生はどのように考えられていますか。

広瀬　どの科でも入院というと一大事との思いが先走り、患者さんはできることなら入院せずに外来で治療できないものかと考えるのは当然だと思います。とくに精神疾患に対しては、まだまだ根強い差別・偏見（スティグマ）がありますから、精神疾患で入院というのは患者さんも家族も抵抗感がともないます。

新尾　実際、私もそうでした。入院を勧められたことを家族に話したときは、非常に気まずい雰囲気が漂いました。お見舞いに一、二回来てくれましたが、下の子はまだ小学校低学年でなにもわかっていなかったでしょうが、上の子はすでに中学校でしたので、あまり来たがらなかったようです。退院してから、近所の精神科クリニックには通わないように釘をさされました。

広瀬　そういう雰囲気は、残念ながら医療の側、じつは精神科医のなかにも存在します。そのせいもあってか、メンタルクリニックの先生たちもできるだけ入院を避け、外来で引っ張ろうとされる傾向があります。

しかし私のいるS病院をはじめ、現在の精神科の病院は、開放で任意入院のみの病棟をもつ所も多いのです。こうした病院はストレスケア病棟と呼ばれ、うつ病専門病棟でもあるのです。病院勤務が長かったせいかもしれませんが、私からすると、うつ病や摂食障害などは早いうちに入院すれば、悪い状態の長期化（遷延化）を防げるケースがたくさんあります。

入院治療のメリット

広瀬　昨今、増加が問題となっている勤労者のうつ病のばあい、休職したケースでは自宅静養しながらクリニックに通院するというのが最も一般的な選択肢になっています。それでよくなり、復職に成功する例も確かに一定の頻度であるとは思いますが、経過がはかばかしくなく、あちこち受診先を変えながら、最後にそのクリニックから入院を勧められるか、自ら入院先を紹介してほしいと願い出てはじめて入院にいたるという例も少なくありません。そうやって入院してみると、職場からも自宅からも解放された雰囲気になって、ゆとりある言動をみせ、それまで難渋した経過が嘘のように好転していくということが少なくないのです。とくにうつ病について、入院治療の治療効果がおおいに見直されるべきだと思います。

自宅で休養といっても、現実には近隣の目を気にして外出、散歩もままならず、ひきこもり状態となっている人が多い。しかも、つれあいや子どもへの気遣いもあって真の休養からは程遠い環境で一日を過ごさなければなりません。こんな状態で休職期間がいたずらに過ぎていく。ひきこもりに近い状況は「蛸壺《たこつぼ》的治療環境」と呼んでもいいかもしれません。

それに対して病院は、自宅にいるよりも職場が遠く感じられることが多いようです。入院することによって、仕事のことや、会社のことを頭から払拭することで解放され、はじめてこころの休養をとることができます。入院リハビリテーションのメリットについて表3-1にまとめました。

新尾　うつ病の患者のばあい、自宅で静養といってもなかなかうまくいかないことがあります。そのひとつに飲酒があります。つらい気分を紛らわすために、ついついアルコールに手が出てしまう。

広瀬　そうですね。お酒は、飲んでいるときは気が紛れますが、うつ病の人はそのあとが大変です。酔いが醒めてくると、うつ気分がかえって増強されてしまう。また罪悪感があるもの

表3－1　入院リハビリテーションの効用

1）	生活リズム、（飲）食習慣の速やかな正常化
2）	仕事（家事）からの完全な離脱による真の休養
3）	安心感の確保と保証
4）	他患者との交流による自信の回復
5）	社会性の維持、確保
6）	速やかな薬物調整
7）	散歩のしやすさ
8）	問題のある家族からの隔離
9）	家族、職場の病気への認識の高まり
10）	家族療法、職場との調整が容易
11）	ナイトホスピタル利用による復職の安定化

だから、家族に隠れて飲む。あるとき、家族に見つかってたしなめられる。飲んでいる最中は抑制がきかなくなっているものだから、家族に対して粗暴になる。家族関係も滅茶苦茶になります。独り者のばあいは、今度は止める人がいないものだから、飲酒にはまってアルコール依存など、取り返しのつかないことになりかねません。また、不眠に寝酒がいいだろうと飲酒する人がいますが、逆効果で、夜中や早朝に目が覚めて睡眠障害を悪化させます。

自宅療養にはそうしたリスクがともないます。また抗うつ薬など精神科の薬は、アルコールといっしょに服用すると、効果が悪いほうに増強されますから、その意味でも危険です。

新尾　服薬についていうと、自宅療養のケースでは、定時に決められた量をちゃんと飲むかどうかけっこうあやしい面がありますね。薬を飲むことに抵抗感がある人は飲まずに溜め込んだり、逆に薬に頼ろうとする人は余計に飲んでしまったり、ということが起こりやすいです。さらに付け加えると、きちんと薬を飲んでも、ばあいによっては副作用が出て、往生することだってありえます。

広瀬　その点、入院治療では、朝は定時に起こされ、食事も決まった時間に出され、服薬もきちんと管理されます。それによって、自宅静養で乱れがちであった生活リズムが入院環境では容易に正常化し安定します。もちろん就寝時刻も、自宅にいるときよりも早いですから、睡眠時間もしっかりととれます。そのかわり昼間だらだらして寝ていることは重い抑うつ状態にあるケース以外は許されず、看護師さんやワーカーさんからからだを動かすことをすすめられるはずです。

さらに自分と同じ境遇、悩みを抱えた同士の存在に大いに勇気づけられ、希望が湧き、自信が回復してくるという効果もあります。

自殺防止とやすらぎの確保の両天秤

新尾　その点については、多少申し上げたいことがあります。入院中の食事時に、食堂で相席した患者さんと、境遇を語り合う機会がありました。その方は、つれあいの方を病気でなくされて、自分もついつい後を追って死にたくなるということでした。「それはつらいですね」なんて相槌を打っていたのですが、あとで看護師さんに患者さんと病気のことを話し合ってはいけないとたしなめられました。

看護師さんとしては、私と話すことで、希死念慮が頭をもたげることを心配してのことだったと思うのですが、患者同士で病気のことを語り合ってはいけないというのは、なんか変だなと思います。本来であれば、そういう機会があれば、どんどん話させて、医療側は脇にいて話が変な方向に向かわないようにすればよいのではないですか。

広瀬　おっしゃるように、医師がいる場所で病気について話すのは大変有益です。患者さんの誤解がただされるからです。私はグループ療法を週一回行って、心理教育（疾患教育）の目的にも使っていました。一方、患者さん同士が病気について話すのは、誤りをただすことができないという意味で問題があり、すすめられないということです。とはいえ、自然な流れで境遇について話し、同情、共感し合うことはけっこうなことです。ナースはそこの差異を見極められなかったのでしょう。

新尾　他の身体疾患の入院についてもいえることかもしれませんが、日本では、患者の安全といいながら、じつは病院の安全が第一と考える向きが強いのではないでしょうか。

服薬管理に関しても、ナースステーションに並ばされてひとりずつ点呼しながら、その場で飲んだか、飲まないかをチェックされました。まるで収容所のような気分を味わいました。これでは、本当に安らかな気持ちになってストレスを解消できるという感じとは程遠いのではないでしょうか。

広瀬　おっしゃるとおりで気持ちのよいものではありません。そのため、服薬自己管理を推進してあらかじめ患者さんに薬を渡して、自分の責任において飲んでいただくことを推し進めています。自己管理が無理な患者さんにはナースが部屋を回って与薬するのが理想ですが、当直時間帯ではナースの人員に余裕がなく、難しい状況です。

精神科の病院のばあい、患者さんの自殺を防ぐというのがひとつの大きな課題であるわけです。そのため、患者さんの管理は他の科の入院よりも、どうしても厳しくせざるを得ません。その課題と、患者さんの気持ちをやわらげるという課題をいかに両立させるかは、精神科における入院治療を考えるうえで、今後もっと考慮していく必要があるでしょうね。

新尾　私は、電気スタンドとCDプレイヤーのベッドサイドへの持ち込みを希望したのですが、許可されたのは約一週間後でした。どちらもコード付きだったので、自殺予防のために仕方ないことだったのですね。それから窓には飛び降り防止用の鉄柵が付いているのも精神科の病院の特徴でしょうね。それからしばらくの間、携帯電話の持ち込みも制限されたのですが、これも安全管理上の側面からという要素もあるのでしょうね。

広瀬　新尾さんの場合は、自殺念慮がみられなかったし、外出も自由だったので比較的早く備品の持ち込みが許されたのだと思います。

入院することで自宅での蛸壺的療養から抜け出る

広瀬　さて、入院治療のもうひとつよいところは、自宅で「蛸壺的療養」をしていると他人との交わりがなくなるため、職場復帰の敷居が高くなってしまいがちなのですが、その点入院生活では病院のもつ「小社会性」が機能して復職がスムーズにいきやすい、ということがあげられます。またある程度回復した時点で、病院から出社を開始し、夜病院に帰ってきて眠るというナイトホスピタルのシステムもあります。

新尾　私もナイトホスピタルをおおいに利用しました。一〇時くらい出社してメールをチェックし、溜まっている仕事を片づけるというか、最低限段取りをつけて、夕方四時には会社を出るということを一カ月くらい続けたような気がします。

本当ならば入院中なのですから、仕事をせずに美術館や公園に行って気晴らしをしたほうが、治りはよかったのかもしれません。しかし職場には、ある種使命感があったのでなんとか行けたのですが、用もない外出はほとんどできませんでした。そのころは、「楽しい」という感情がなくなってしまっていたのです。

先生に言わせると、入院後あまりにはやくから出社してしまったために、うつ病が遷延化したのだと思われるかもしれません。でも、会社に行かないと不安で仕方なかったですから、このシステムは大変ありがたかったです。

広瀬　新尾さんのケースでは、入院一日後、つまり翌日から会社への外出を許しています。仕事を断ち切るとかえって悪影響があると感じたので特別に許可したのです。もちろん、仕事について裁量権をもつ立場にいらしたからできたことですが。

病院の中で看護師や職員との関わりを通じて得たものがあったのではないですか。

新尾　その点は、あまり評価していません。看護師さんは忙しそうにしているので、話を聞いてもらうなどは恐れ多くてできませんでした。

患者さんのなかに摂食障害の女の子がいて、普通程度に食事を摂るようになったのをほめるつもりで、「よく食べるようになったね」と話しかけたところ、まじでブチ切れられたことがありました。このとき、摂食障害の人の精神状態の複雑さを目の当たりにしました。これはある意味で「小社会」経験といってよいのかもしれません。

しかし、いまでも最も印象として残っているのが、長期に入院されている統合失調症と思われる年配の方々の姿勢でした。

その人たちは長く入院されているせいか、ほとんどお金を持っていないようなのです。それで新聞に挟まっているチラシをみて、何人かでえんえんと「この服がきれい」とか「この食べ物はおいしそう」とか話しながら一日を過ごしていらっしゃるのです。そしてたまに伊勢丹デパートでウィンドウショッピングをして満足して帰ってこられる。* こういう生き方もありではないかと感じました。

＊S病院は東京新宿区牛込に立地しており、伊勢丹デパートには出かけやすい。そのほか神楽坂にも近い。

こうした統合失調症と思われる方々との接触が、私のような狭い人生しか歩んでこなかった者からすると、人生はいろいろであり、病気になってもある種それを受け入れながら生きていくことも可能なのだと思わせるきっかけとなりました。それが会社人間、仕事人間以外の途に目を開かせ、親の介護をしたり、地域と関わったりすることにやりがいを見出すことになったともいえます。〝人間万事塞翁が馬〟ということなのかもしれません。

広瀬　〝最悪の状態の自分〟という意識が入院の経験でもっと不幸な人々がいると実感できるのは身体の病気を含めた入院体験の得がたい利点でしょう。

新尾　ところで、私が入院していた一〇年前とくらべると、S病院は復職プログラムなどを充実させているようですね。時代の流れに合わせて、新しいものを取り入れていくのはいいことだと思います。

広瀬　S病院の復職支援プログラムはうつ病患者さん中心だったのが、発達障害の患者さんを対象にしたものも加えられました。また、入院中の患者さんのリハビリに麻雀が導入されています。

新尾　私は麻雀が大好きなので、その話をうかがってもう一度入院したくなりました。（笑い）

入院治療の第一目的はこころの休養

広瀬　これは患者さんにいうと怒られるかもしれませんが、入院治療は、家族の負担軽減にもつながります。うつ病のばあい、患者さんを介抱している家族の方がストレスを溜めてしまって「うつ病の家庭内感染」が起こりかねませんから、家族のメンタルヘルスの向上に貢献します。

早期入院の効用は男性勤労者のうつ病にとどまりません。むしろ女性のほうが入院治療に向いているといってもよいかもしれません。家庭をもった女性のケースでは、家事や子育てのストレスでうつ病になることが多いのです。昨今は仕事をもつ女性が非常に増えていますから、職場のストレスに家庭のストレスまで抱え込んで、女性は非常に大変な目にあっているわけです。こうした方のばあい、入院によって家事や育児、仕事のストレスから解放されるという絶大なメリットがあります。女性のばあい、夫や子どもたちがちらかした部屋を片づけさせられるといった仕事を押し付けられていることが多いですから、うつ病になって片づけられなくなり、混乱した室内で臥床を余儀なくされるという、元来几帳面できれい好きな女性にとって、地獄のような状態から脱出することもできるのです。

うつ病の治療には薬物療法と精神療法が重要なことはいうまでもありませんが、それ以上に十分に休養できる治療環境が不可欠なのです。真の休養があってはじめて薬物療法も精神療法も本来の効果を発揮します。したがって、そのような治療環境を提供する入院がもっと考慮されてよいと私は考えます。

新尾 確かに休養を十分にとるという意味では家よりも病院のほうが断然いいですね。ただ私は、入院したら毎日のようにカウンセリングを受けることができたり、医師の面談があったり、看護師さんから病気のことを教えてもらったりできるだろうと期待していました。

ところが、実際はそうではありませんでした。休養、休養、また休養の日々で、焦燥感がつのり、こんなことをしていたら一生病院から抜け出られないのではないかと正直感じました。入院したら、どういう治療方針で薬物療法や精神療法を行い、どういう入院生活を過ごしていくのか、どのくらいまで回復が期待され、いつごろ退院できるのか、見通しを説明してほしいと思いました。

先生としては、これまでの話によると、昇進がきっかけとなって発症したよくあるうつ病だと見立てたということでしたが、患者としてはそうは思っていない。当時は、人生全体が失敗の連続でそのあげくにこんな事態になっちゃったと思い込んでいたのですから、それをやわらげるような説明とか、カウンセリングをしてほしかったと思います。まあ、いまではほとんど治っているからいいのですけれど。

広瀬　退院の見通しを最初に提示しなかったのは当方の落ち度といわれても仕方ないのですが、会話の中で自然に出てくるのがより望ましいと思っています。当初は、不安や取り越し苦労を治療の中心に置いて、薬の効果もあって、順調にそれらが軽減したのです。最近のクリニカルパスなどの定式化された入院治療ではおっしゃるような希望がかなえられたと思いますが、私は「今、ここで（here and now）方式」でしたので、齟齬をきたしたのでしょう。

昇進うつ病と見立てた方が人生の失敗者と思っているとは予想がつきませんでした。ただし、うつ病だからそう思ったという面もありえます。いずれにせよ、そういう会話に行き着くだけの深い面接ができなかったのは当方の限界でお詫びいたします。

新尾　いいえ。そんなつもりで申し上げたのではありません。入院治療に過剰な期待をもちすぎていた私にも問題があったわけです。入院のさいに、入院治療でどのようなことを行っていくのかという説明、もしくは見通しがあらかじめ示されていればよかったのではないでしょうか。

広瀬　そのとおりだと思います。ともあれ、新尾さんのばあい、四週間弱で退院できたのはまずまずの治療経過だったといえると思います。

正確な統計的数字はありませんが、入院期間は最短で一カ月、平均で二〜三カ月くらいだと思います。ステージとしては、Ⅰ期からⅢ期に分けることができます。Ⅰ期は休養および院内適応期、Ⅱ期は入院資源活用期、Ⅲ期は退院へのリハビリ期です。新尾さんのケースは、入院が短かったこともあり、Ⅰ期からⅢ期にすぐに飛んでしまって、Ⅱ期がなかったに等しいため、入院治療に対して、中身のない印象となった可能性もあります。

新尾　私は、入院する前にY睡眠クリニックの井上先生におおよその入院日数を尋ねていました。井上先生は二週間くらいだろうと言っていました。ところが、入院したら、広瀬先生は少なくとも一カ月は入院しないといけないという。これは正直ショックでした。仕事を滅茶苦茶抱えていてそれが引き金となってひどくなったわけですから、一カ月も入院したら仕事はそのぶん溜まって退院したらどうなるのだろうと思ったのです。それで、連絡がつけられるところは電話でかくかくしかじかでできなくなりましたと伝えました。すると、先方は意外とすんなりあきらめてくださった。入院したというと、かえって同情されたくらいです。

これは入院という隔離効果の副産物だと思います。あのときに入院していなければ、ずるずると仕事を抱えながら、仕事が遅れ、それに対して文句が出て、また落ち込むという負の連鎖が続いたと思います。

これは愚痴になりますが、中小企業とはいえ、一応取締役だったので、個室のほうが相応しい（?）ということで、個室にしてもらいました。その差額ベッド代が一万五〇〇〇円くらいかかり、このままいったら家計の大ダメージとなると気が気ではありませんでした。私だけではないと思うのですが、うつ病の患者は現在についても将来についても悲観的にみるので、すごく金銭のことが心配になるんです。ですから、よくなったふりをして、毎回広瀬先生の診察に臨んでいました。しかし先生は私の顔をみるなり、「まだまだだね」とおっしゃる。先生からは、自分の状態などを日記風にまとめてみたらとアドバイスされたのですが、ほとんど一字も書けませんでした。

ともかく、これまでお話をうかがったように、うつ病の入院治療は多くのメリットがあるはずなのに、うつ病の入院治療があまり行われていないのは、いったん「精神病院」に入院したら出てこられないのではないか、薬漬けにされてしまうのではないかなどの不安と恐怖、そして先生が冒頭でおっしゃられたように、「精神病院入院」へのスティグマが根強く存在するからだと思います。

広瀬　患者さんと治療者が治療の終わりに振り返って話し合うことは、とくに治療者にとって大変役立ちます。治療者の言動が患者さんには治療者の意図とはまったく違って受け取られることが少なくないからです。このインタビューを読んでもそのとおりで、行き違いだらけであったことがわかり、反省させられます。

入院に対する抵抗が強いことは初めから感じていましたので、会社へ行きたいときには許可するという方針をとり、入院に対する抵抗感の軽減をはかったのでした。新尾さんは、会社役員という裁量権の大きい立場に立たれていたので、こうしたことが可能だったように思います。ナイトホスピタルの話が前に出ましたが、新尾さんのばあいは、フルタイムで働いたわけではないので、厳密にはナイトホスピタルではありませんでした。

新尾さんには入院という体験をしていただいて、うつ病治療の仕切り直しをして、もともと通われていた睡眠クリニックの主治医である井上先生の外来治療にお返しするというのが私の狙いでした。しかし、それを初めからお伝えすることはあえてしませんでした。最初に伝えても混乱を招くだけと思ったからです。結果的にはそのようになり、外来治療はその後も長く続きましたが、仕事の中断は最小限ですみましたから、治療の仕切り直しは成功したと思っています。

いずれにしても、オーソドックスなうつ病の入院治療ではありませんでした。オーソドックスとは教科書的ともいえますが、実際の治療はどの病気であれ、すべてケースバイケースで、そこに本当の意味と価値があると信じます。

うつ病への偏見は減少し、〝自称うつ〟も存在するほどですが、精神科病院への入院となると、いまなお越えがたい偏見・抵抗があるのは事実です。この分野にお仕事柄通じておられると思われる新尾さんですらそれを告白されているのですから、重大な問題です。病院のアメニティの改善だけですむ問題ではありません。精神科病院の長い歴史にかかわる非常に大きな課題で、今後も粘り強く闘う努力が医療関係者に求められていると考えます。

4　うつ病の薬物療法：その1

うつ病の治療でまず頭に浮かぶのは抗うつ薬を用いた薬物療法である。しかし、うつ病の薬物療法の歴史は比較的浅く、まだまだ発展途上であるというのが実情である。にもかかわらず、副作用が少なく、効果が高い薬があるので、薬でうつ病の症状が抑えられ、薬を飲めば治るという誤解がある。まず、うつ病の薬は、効果はあるものの、「飲めば治ります」というものではないことを知る必要がある。今回は、抗うつ薬とはどういうものであり、どういう歴史的に使われ、現在にまでいたったかをみる。また、抗うつ薬とともに睡眠導入剤や抗不安薬が処方される理由についても解説する。そしてうつ病の治療において、「薬が使われすぎている」というマスメディアからの批判の妥当性についても考える。

うつ病の薬の歴史

新尾　現在、うつ病の治療というと、薬を使って治すというのが主流になっています。しかしうつ病の治療の歴史を振り返ってみると、うつ病の薬が登場したのはそれほど前のことではありませんね。むしろ長い歴史のなかでは最近のことであるといってよい。

広瀬　現在、うつ病の薬としてはＳＳＲＩ（選択的セロトニン再取り込み阻害薬）が主流となっていますが、抗うつ薬の歴史を振り返ってみると、第一世代の抗うつ薬としては、三環系抗うつ薬がありました。厳密にいうと、それ以前にもＭＡＯＩ（モノアミン酸化酵素阻害薬）という種類の薬が使われていました。ＭＡＯＩはもともと抗結核薬として使われていました。ところが、この薬を使った結核患者のなかに気分の高揚感を示す人がいることがわかり、うつ病の治療に使われることになりました。一九五〇年代のことです。欧米では、いまでもＭＡＯＩが処方されることがあります。次に登場したのが三環系抗うつ薬です。代表的な薬としてはイミプラミン（**トフラニール**）があります（図4-1①）。イミプラミンも、もともと抗うつ薬として開発されたわけではなくて、クロルプロマジンという統合失調症の薬に化学構造式が似ているということで、当初は統合失調症の薬として期待されたのが、統合失調症には逆効果しかなかった。けれども、うつ病に使ったら効いたという偶然が重なって、この薬がうつ病に使われ出したのです。

精神科の薬の開発の歴史をみると、理論にもとづいて薬が開発されたというよりは、使ってみたら効果があったとか、違う効果を狙って使用したら、思わぬ他の効果を発揮するのがわかったので使われはじめたということがしばしばみられます。このように、精神科の薬のなかには、最初は理屈はわからないけれども効果があるので使われ、作用機序がのちにわかったという薬が少なくありません。

いずれにせよ、**トフラニール**が本格的な抗うつ薬の第一号です。一九五〇年代の終わり頃に開発されて、使用は世界的に広まっていきました。その後、つぎつぎに化学構造を少し変えた薬が「効果を高める」「副作用が少ない」というふれこみで開発されていきました。

これらが三環系抗うつ薬と総称されるのはベンゼン環（亀の甲）を三つもつからです。少しあとになると（一九六〇年代後半から七〇年代）、副作用を少なくした第二世代抗うつ薬が登場します。これらのなかには三環系の改良型（図4-1③）もありましたが、四環系抗うつ薬も第二世代に含まれます（図4-1④）。

新尾　私が使用して副作用が出てしまった**アナフラニール**（クロミプラミン）は第一世代の三環系抗うつ薬ですね（図4-1②）。これらの薬のいちばんの副作用は抗コリン作用ですね。

広瀬　そうです。抗コリン作用には口渇、便秘、排尿障害、瞳孔調節障害、眠気などがあります。

新尾　私のばあいは、排尿障害に苦しみました。また眠気も、心地よい眠気でなくて、生あくびが出るような嫌な気分をともなった眠気でした。その後退院してから第二世代の三環系抗うつ薬である**アモキサン**（アモキサピン）を処方していただきましたが、こちらはそうした副作用はまったくでませんでした（図4-1③）。

抗うつ薬はなぜ効くのか——モノアミン仮説

広瀬　抗うつ薬の開発は効果が先で理屈は後付けであったことは先ほどお話しました。ここで、うつ病の薬がなぜ効くのかについて、少し理屈をこねてみます。

脳の中の神経細胞と神経細胞の間には「すきま」（シナプス間隙）があって、その間を神経伝達物質が渡し船のように行き来して、情報を伝えています。この渡し船（神経伝達物質）のことを一括してモノアミンと呼んでいます。これらの神経伝達物質は一つ（mono）のアミノ基をもっているのでモノアミンと呼ばれています。モノアミンにはセロトニン、ノルアドレナ

図４－１　三環系抗うつ薬と四環系抗うつ薬の例

①イミプラミン
（三環系抗うつ薬）

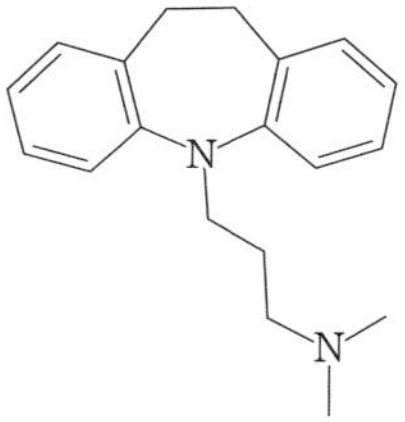

②クロプラミン
（三環系抗うつ薬）

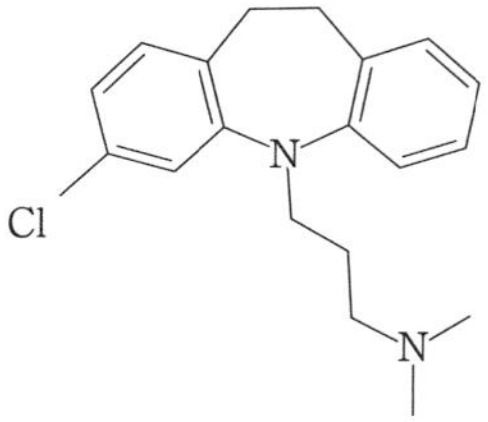

③アモキサピン
（第二世代の三環抗うつ薬）

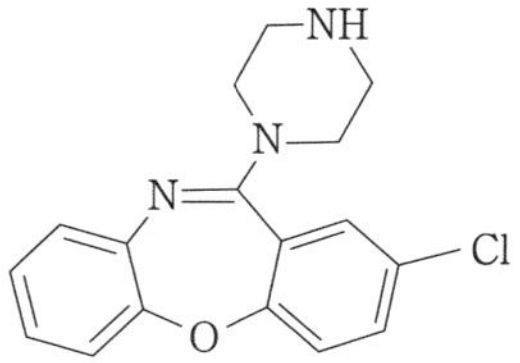

④ミアンセリン
（四環系抗うつ薬）

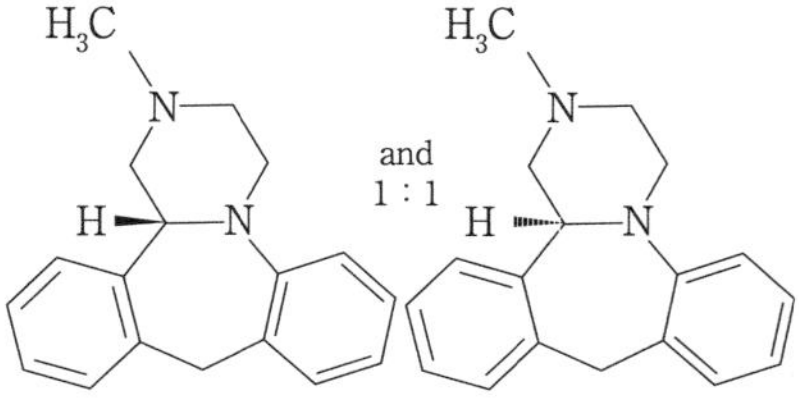

図４－１～図４－４の抗うつ薬の化学構造式は日本版ウィキペディアや薬の説明書などからの引用であり、完全なものではない。うつ病の治療で薬がどのような効果を発揮するかを知りたい読者は読み飛ばしていただいてさしつかえない。ここで見ていただきたいのは、三環系抗うつ薬や四環系抗うつ薬が化学構造式の類似から名づけられたのに対して、SSRI や SNRI、NaSSA が作用メカニズムに応じて名づけられている点である。実際、SSRI、SNRI に分類されていても薬によって化学構造はかなり異なる。また逆に NaSSA（ミルタザピン）は化学構造上は四環系抗うつ薬といってよい。

リン、ドーパミンなどがあるのですが、とくにうつ病と関係しているのがセロトニンです。うつ病の人のばあい、この働きが弱いとされています。そこでニューロン間にあるセロトニンが取り込まれないように、いわばセロトニンという渡し船を増やした状態にすれば、うつ病を抑えることができるというセロトニン仮説のもとで、抗うつ薬の開発が行われるようになったのです。

このような考えにもとづいて登場したのが、ＳＳＲＩ（選択的セロトニン再取り込み阻害薬）です（図4-2）。選択的というのは、セロトニンを主なターゲットにした働きをもっているからです。うつ病にはセロトニン、ノルアドレナリン、ドーパミンのいずれもが関係していると思われているのですが、とくにセロトニンが重要だというのがＳＳＲＩ開発時の知見でした。これが本当に正しいかどうかは十分に証明されているわけではありません。

SSRI、SNRI、NaSSA

広瀬　新尾さんがおっしゃったように、三環系抗うつ薬はかなり副作用が強い薬なので、患者に嫌われることが多かったのです。でも、うつ病を治すのには必要だということで、がまん

図4-2　SSRIの例

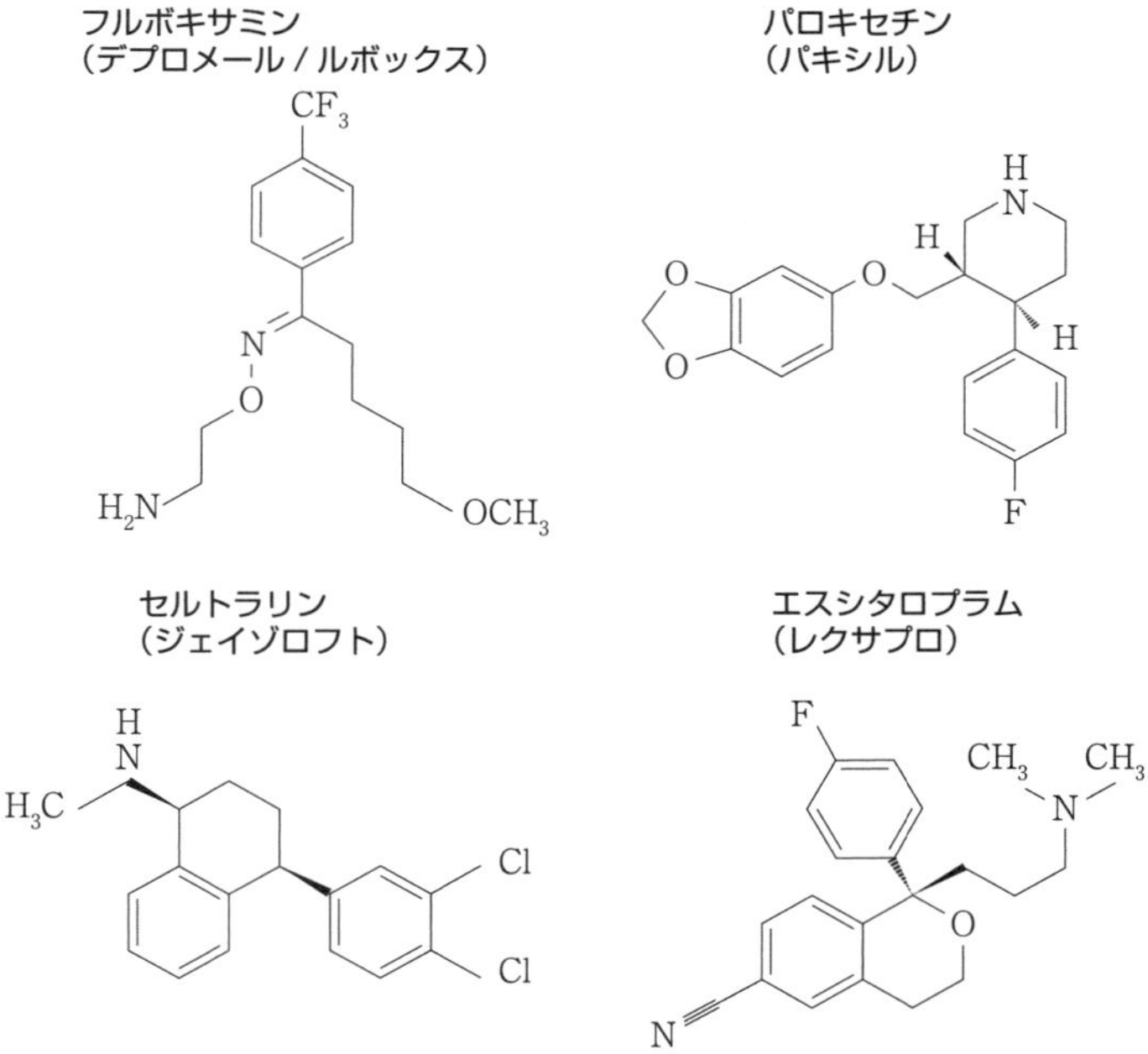

して飲んでもらうところがあった。これを劇的に改善したのがSSRIでした。眠くなりにくいし、口の渇きも少ない。人によっては悪心などの胃腸症状が出ることがあるけれども、その程度も低いし、うつ病への効果も高いということで、どんどん使われるようになりました。

　最初にわが国に登場したSSRIはフルボキサミン（**デプロメール**、**ルボックス**）でしたが、アメリカで一九八八年に認可されたフルオキセチン（**プロザック**）はうつ病患者のみならず、ハッピーになるドラッグということで一時ブームになって健常者までが飲むようになった。これには、製薬会社の巧みな宣伝も関係していたといまではいわれています。

確かに、うつ病はセロトニンが関係していることは事実ですが、セロトニンが足りないだけで起こるわけではない。いずれにせよ、セロトニン仮説にもとづいたうつ病治療薬が二〇世紀終わりの時期にぞくぞくと登場してきたのです。日本で最初に承認されたのは一九九九年です（フルボキサミン）。

三環系抗うつ薬のばあいは、副作用がはやく出る一方で、効果があとに出るという決定的な弱点があった。患者にはがまんして耐えなさいとアドバイスする必要があった。一方、ＳＳＲＩのばあいは、副作用が少なくて効果が比較的早く現れるという長所があるので、医者としても使いやすいし、患者も助かる、という具合で、製薬会社が勢いづいて、大々的に宣伝し、うつ病は薬で治るという風潮が一気に高まったのです。

それと軌を一にして、うつ病の患者さんが急増しました。そして、たまたまその時期に精神科のクリニックも増えた。日本の景気も「失われた一〇年」なんていわれるように、停滞していたので、世の中全体がうつ病の時代に入ったかのように思われた。しかし、そうこうするうちに、ＳＳＲＩにも「落ち着かなくなる」とか「うつ病の症状をかえって強める」というセロトニン症候群が指摘されるようになったのです。

図4-3　SNRI

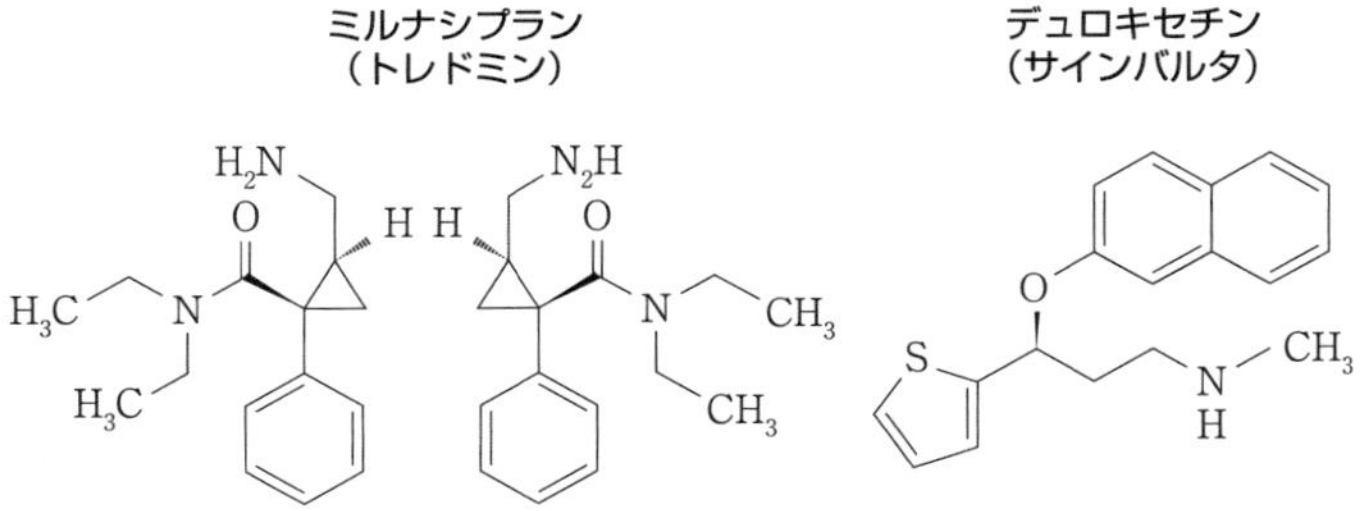

図4-4　NaSSA

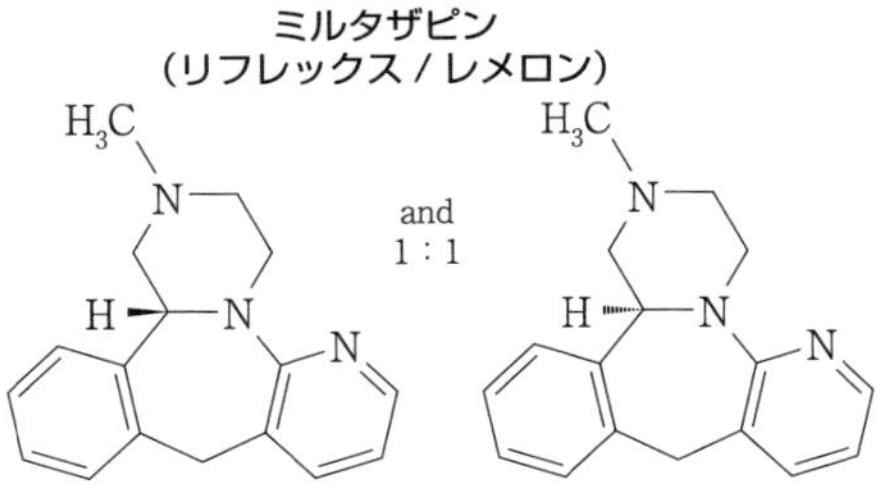

一方、ＳＮＲＩという抗うつ薬も登場しました（日本では二〇〇〇年、ミルナシプラン：**トレドミン**が承認されている）（図4-3）。この薬はセロトニン・ノルアドレナリン再取り込み阻害薬と呼ばれるように、セロトニンとノルアドレナリンの両方に作用する薬です。うつ病にはセロトニンのほうがより関与が強いとはいえ、ノルアドレナリンも関与している。したがって、この両方に作用する薬を作ろうという考え方は間違っていません。

ただし、男性には排尿障害が現れることがあります。一方、ＳＮ

RIにみられる吐き気はほとんど起こりません。吐き気があると、患者さんは薬を飲みたがらなくなります。SNRIには吐き気の副作用がほとんどみられないというのは長所で、その面ではより使いやすい薬といってよいでしょう。効果もSSRIとくらべて見劣りしません。

さらに、新しい薬にNaSSA（ノルアドレナリン作動性・特異的セロトニン作動性抗うつ薬：薬剤名はミルタザピン、商品名は**リフレックス**、**レメロン**。日本では二〇〇九年に承認）があります（図4-4）。この薬は、シナプス間隙にあるモノアミンの再取り込みを阻害するのではなく、神経細胞内のノルアドレナリンとセロトニンの受容体に働きかける薬です。作用機序がSSRIやSNRIと異なるので、治療効果が期待されました。効果の点では、強力で、食欲増進作用もあります。副作用としては、抗ヒスタミン作用があって眠気が出ます。うつ病の人にとって眠気が出ることはかならずしも悪い副作用ではないのですが、就寝前に服用しても翌日も半日か一日ぼーっとしてしまう人がいます。用量をうまく調整すれば、うつ病で不眠のある人には都合がいい抗うつ薬です。

新尾　私も一カ月**リフレックス**を処方していただいたことがあります。夜1錠飲むだけなのに、午前中ずっと眠くて仕事にならなかったという経験があります。

広瀬　新尾さんのようにがんばって仕事に行っていた人には眠くてたまらないのは問題にな

ると思いますが、入院や、休職して治療している人には、NaSSA（**リフレックス、レメロン**）を夜に飲み、二〇一〇年に日本で承認されたSNRIであるデュロキセチン（**サインバルタ**）を朝飲むことで、うつ症状を抑えることが期待され、この二つの薬を組み合わせるとよいといわれています。この組み合わせを、（日本版）カリフォルニアロケットと称したアメリカの医者がいます。アメリカではうつ病の薬は原則として単剤処方ですが、こういう組み合わせを推奨する人もいます。このカリフォルニアロケットですが、**サインバルタ**は意欲を出す効果がある、**リフレックス、レメロン**は抑うつ気分をとる効果がある、また睡眠障害や食欲減退にも効く、この相乗効果でうつ病を効果的に治療するという理屈なのです。

*米国版カリフォルニアロケットはサインバルタではなく、日本で発売されたばかりのベンラファキシン（**イフェクサーSR**）とNaSSAの組み合わせ。今後日本でも、米国版カリフォルニアロケットが「打ち上げられる」ようになるだろう。

モノアミン仮説は真実か

広瀬　セロトニン、ノルアドレナリン、ドーパミンといった神経伝達物質の働きが落ちるためにうつ病が起こるというのが、うつ病発症の理論的解釈の骨格（モノアミン仮説）を成しているのですが、はたしてそれが正しいのか、決定的な証拠はまだありません。先ほどみたように、抗うつ薬開発の歴史はまず理屈があってそれにもとづいて抗うつ薬が開発されたわけではありません。試行錯誤を重ねて、たまたま使った薬がうつ病に効果があった、では、その薬はどういうメカニズムで効果をもたらしているのだろうかをあとから考える形で理論が構成されています。

しかし一方で、従来から行われ、いまでも改良・洗練された形で治療に使われている電気ショック療法はなぜ効果があるのかと考えると、モノアミン仮説では説明できない。妄想が強いうつ病には電気ショックがよく効くのです。長期間効果が続くかというとそうでもないけれども、明らかに電気ショック療法は効果がある。電気ショック療法では全身けいれんを起こすほどの侵襲を脳に与えますが、そうした療法がなぜ効果があるのかは十分わかっていません。少なくとも、モノアミン仮説には結びつかないのです。

ですから、セロトニンやノルアドレナリンが本質なのではなくて、そうした物質が介在して神経の再生に関与して、うつ病が治っていくと考えたほうがよいのです。そう考えると、今後新たな発見がなされ、うつ病治療が根本的に革新される時代がやってくるかもしれません。

うつ病とストレス

広瀬　一方、うつ病がストレスと深い関係があることは、経験上明らかなことであるといってよいでしょう。強いストレスがかかると、ステロイドホルモン（コルチゾール）の分泌が増加します。コルチゾールの増加は脳内にも悪影響を及ぼして、脳細胞の新生活動を低下させます。その結果、脳内の海馬が傷害され、萎縮してしまいます。海馬というのは大脳辺縁系にある脳部位で、タツノオトシゴのような形をしているので海馬と呼ばれています。

うつ病の人は、ストレスによってコルチゾールの分泌が増えやすいタイプの人で、なおかつその影響が脳細胞に出やすい人たちなのかもしれません。

海馬が縮むと感情の動きが弱まったり、記憶の整理に支障が出たり、うつ気分になったりといった症状が現れます。実際、うつ病の患者さんの海馬が萎縮しているという研究報告が多数出され、この説は正しいものとされています。さらに、抗うつ薬の服用によって細胞新生の減少にストップがかかるというデータも示されています。

となると、今後はコルチゾールの分泌そのものを抑えるような薬、さらにはそのもととなる視床下部→下垂体→副腎系（それぞれの頭文字をとってＨＰＡ軸という）という一連の流れに作用する薬が開発されることによって、新しいうつ病の薬物治療が開かれるかもしれません。まだ実用はされていませんが、そういう新しいタイプの薬の研究開発が進められているところです。

それからＳＳＲＩはセロトニンの再取り込みを阻害する薬なのですが、神経細胞内のシナプスにあるセロトニン受容体に働きかける薬の開発も行われています。先ほどお話したＮａＳＳＡ（ミルタザピン）はこのタイプの薬です。

ＢＤＮＦが増えるとうつ病がよくなる

広瀬　一方、うつ病になる「原因」と「治る機序」はストレートに結びついているわけではありません。最近は、ｆＭＲＩやＳＰＥＣＴといった画像検査の進歩によって、うつ病には海馬などの脳の部位に異常が起こっていることがわかってきました。海馬や扁桃体の異常はＰＴＳＤ（心的外傷後ストレス障害）でもみられます。

また脳由来神経栄養因子（brain-derived neurotrophic factor：ＢＤＮＦ）といって脳細胞を成熟させ、細胞破壊を食い止めるたんぱく質の存在が注目されています。傷めつけられた海馬内のＢＤＮＦの濃度を増やすことができれば、うつ病治療に画期的な変化をもたらすことになる可能性があるのです。うつ病がよくなっていく過程で、ＢＤＮＦが増えることもわかってきました。そしてセロトニンやノルアドレナリンも結局のところ、ＢＤＮＦを増やすことに関与しているのではないかといわれるようになっているのです。

ＢＤＮＦが増えると神経細胞の新生・再生が起こります。それによって減少した海馬が再生されていく。そういう過程を通じてうつ病の改善につながっていくのではないかと考えられるようになってきたのです。

先ほど述べたように、うつ病のばあい、ストレス学説が有力で、強いストレス負荷が持続的にかかることによってうつ病が発症すると考えられています。ストレスに対処するために、体内にコルチゾールが増えることは、からだ全体にとっては生体防御反応として必要なのですが、過剰に反応すると、脳に損害を与える。これらを修復していくことにもＢＤＮＦが関与していると考えられています。ＢＤＮＦは電気ショックを与えても増えるようです。

ＢＤＮＦがうつ病の発症や治癒に深くかかわっているとすると、シナプス間隙のモノアミンの量にばかり気をとられていると、その全体をみていないことになってしまいます。

抗うつ薬の使い分け

新尾　三環系抗うつ薬はお役御免になったのですか？

広瀬　かならずしもそうではありません。ＳＳＲＩが効かない重症例にはアナフラニールの点滴療法などが用いられることがあります。そのほかにも、トフラニール、トリプタノールなどが現在も使われています。確かに、ＳＳＲＩ、ＳＮＲＩとくらべると眠気、口渇などの副作用は強いのですが、抗うつ作用は強力です。とくに精神病性の重症のうつ病にはいまでも三環系抗うつ薬はよく用いられます。

三環系抗うつ薬は、その名のとおり三つのベンゼン環をもつという点で化学構造が似ています（図４-１①②③）。また、四環系抗うつ薬は四つのベンゼン環をもっています（図４-１④）。ところが、ＳＳＲＩはセロトニンの再取り込みを阻害するという作用面からみて名づけられた薬で、同じＳＳＲＩでも薬剤によってかなり化学構造が異なります（図４-２）。ＳＮＲＩおよびＮａＳＳＡの化学構造も比較のため図示してあります（図４-３、図４-４）。

新尾　精神科医は、同じＳＳＲＩでもこれを使ったけれど効果がなかったばあい、異なるＳＳＲＩに乗り換えるといったことを行っているのですか。また、患者のタイプによってＳＳＲ

図４－５　SSRI の作用模式図

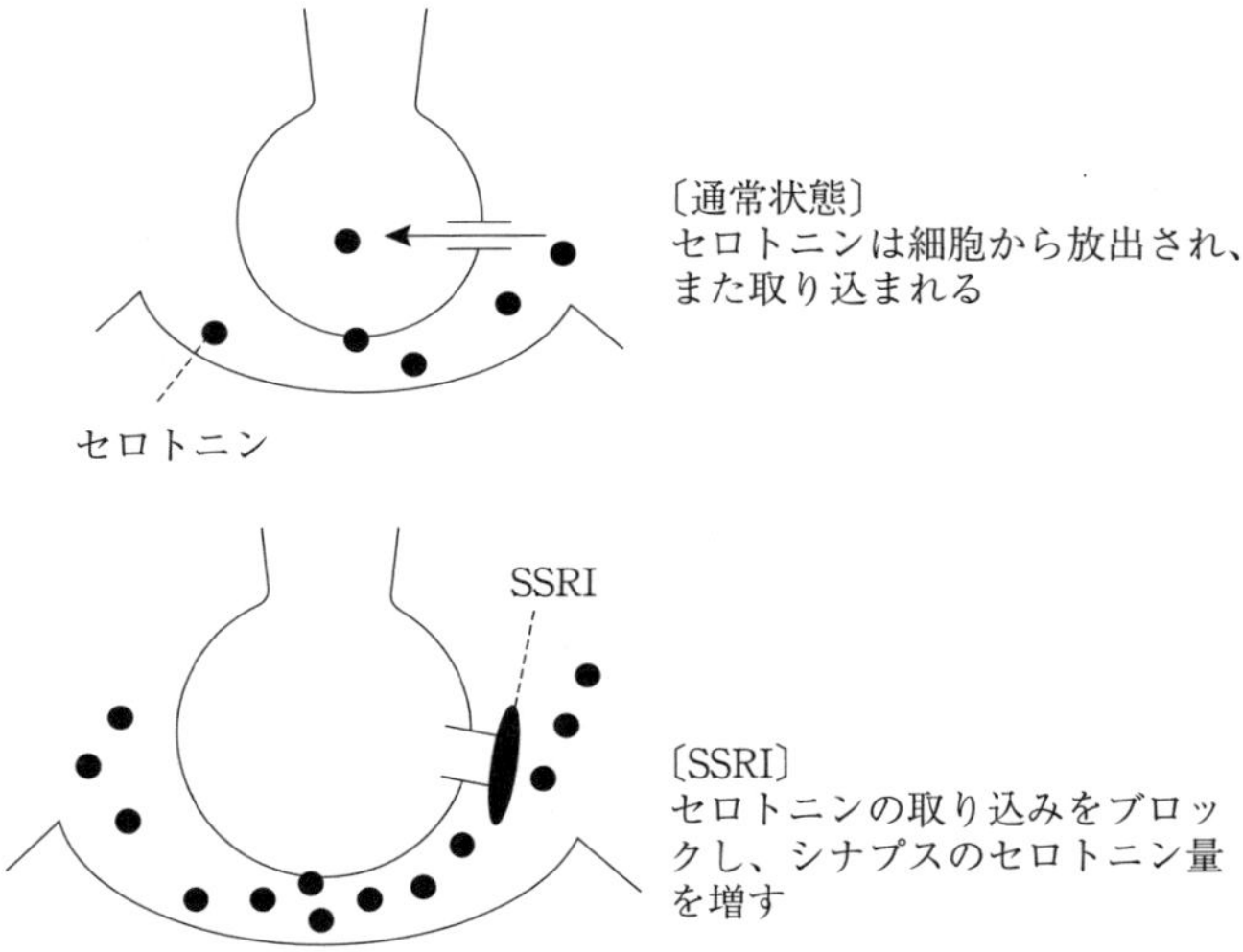
〔通常状態〕
セロトニンは細胞から放出され、
また取り込まれる
セロトニン
SSRI
〔SSRI〕
セロトニンの取り込みをブロックし、シナプスのセロトニン量を増す

野村総一郎『うつ病の真実』（日本評論社、2008 年）より

Ｉを使い分けているのでしょうか。

広瀬　日本では数種類のＳＳＲＩが使われていますが、それぞれに効き目の違いが多少はあります。臨床の場では、使い分けが行われていると思います。ただ多数の治験（臨床試験）の結果をみるかぎり、あまりたいした差はないということになっています。

新尾　私の印象ですと、たとえば**デプロメール**と**パキシル**とではだいぶ異なるように思います。

広瀬　そうですね、**パキシル**のほうが効き目が強く、その一方で副作用も出ることが多い、ということはいえましょう。薬を減らしていくときの減らし方が難しく、すぐにやめるのが難しい薬です。

新尾　ＳＳＲＩの薬のパンフレットなどをみると、図４-５のように、ＳＳＲＩを飲むとシナプス間隙のなかのセロトニンという渡し船が増えるという模式図が掲載されていますね。あれは顕微鏡などで実際観察されるものなのですか？

広瀬　いいえ。そのうち観察できるようになるかもしれませんが、あくまで模式図です。

薬が効いているかどうかをどうやって知るか

新尾　ということは、ＳＳＲＩの効果機序というのは仮説にすぎないのでしょうか。それともシナプス間隙にあるセロトニンの量の変化を定量的に測って得たデータの裏付けがあるのでしょうか。

広瀬　シナプス間隙中のセロトニン量が増えているという証拠はあがっていると思います。一方、うつ病患者のセロトニン量が減っているかというと、じつはそうでもないんです。シナプス間隙では減っているのかもしれないけれど、それもすべてうつ病患者においてそうなのか、あるいは減り具合はどうなのか、減った増えたでうつ病にかかったり治ったりすることにどれだけ関係しているのか、あまりよくわかっていないのです。

新尾　実際に薬を使っているなかで、この薬が効いたという実感を医師はどの程度もっているものなのでしょうか。

広瀬　それは実感できます。うつ病がよくなったかどうかは、診察したときの表情などで比較的しっかりとわかります。患者によくなったか、変わらないか、悪くなったかを尋ねて返ってくる答えはあくまで主観的なものですが、われわれはそれで診断しているわけではありません。目の輝きや声の調子などは、無理して取り繕おうとしても無駄で、医師には本当かどうかわかってしまう。われわれはそうした表情などをみながら患者の状態を診ていきます。それによって、実際に薬の効果が現れていることを実感できます。ただし、薬を飲むという行為自体が患者に心理的安心感を与えることによって症状が改善されているということも考えられますから、そうしたプラシーボ（偽薬）効果を除くと薬の効果はあまりないという人もいます。

精神科の薬のばあい、臨床試験の結果をみると、薬の効果は確かに出るけれど、プラシーボ効果もけっこう高く出るのです。もちろん統計学的に、薬の効果がプラシーボ効果よりも有意に上回ったものしか、抗うつ薬として認められていないわけですが、しかしさまざまな調査研究をみると、とくに軽症うつ病では抗うつ薬とプラシーボとの間にさしたる差はないという指摘をするものがかなりあり、うつ病の薬物療法の効果をめぐって議論になっています。

新尾　現在、うつ病の薬物療法の主流になっているＳＳＲＩについては、重症のうつ病ではプラシーボとの間で効き目にはっきりと有意差が出るというデータがある一方で、本当にＳＳＲＩは重症例に効くのか、比較的軽症のうつ病にしか効かないのではないかという議論もあります。このあたりの議論は錯綜しているようですね。

ところで先ほど、三環系抗うつ薬とＳＳＲＩとの比較のなかで、ＳＳＲＩは三環系にくらべ効果の発現が早いとうかがいました。しかし、ＳＳＲＩはある程度の期間飲み続けることによって初めて効果が出る薬だといわれているのではないでしょうか。

広瀬　飲み続けてからしっかりと効果があがるには一カ月くらいかかります。今日飲んで明日効くという薬ではない。効果が現れる前に副作用のほうが先に出るばあいもある。しかしよくなる兆しがみえるのは、三環系抗うつ薬よりもＳＳＲＩのほうが早いということは一般的にいえることです。部分的でも症状がよくなれば、患者さんは楽になります。

新尾　また製薬会社の説明では、ＳＳＲＩは、ある程度用量を増やさないと効果があがらないということになっています。用量はどうなのでしょう。

広瀬　**パキシル**は５mg、**デプロメール**は25mgが錠剤の最小単位です。同じＳＳＲＩでも用量はさまざまです。先ほど説明したように、効き目の強さ、副作用の出方もいろいろです。いずれも少ない用量からはじめて少しずつ増やしていきます。しかし副作用が出たときは、増やすわけにはいかないし、逆に少量で効果が出る人もいます。いったん効果がみえだしたら、むやみに増やす必要はない。一方、十分な量を使っても効き目が現れないときは、異なる薬に替えることを考える。SSRIは急に減らすと離脱症状が現れやすいからきっぱりと切ることができにくいので、たとえばSNRIに切り替えようとしたときに二剤を処方することもありえます。理屈のうえでは、あるSSRIを徐々に増やしていって、増やしきっても効果が現れないときには違う薬に替えるのですが、実際はそれほど単純な話ではありません。患者さんとやりとりしながら、様子をみながら慎重に処方を変えていきます。

日本の精神科医療は薬の使いすぎか

新尾　先ほど申し上げたように、SSRIは軽症例には効くけれど重症例には効かないということを聞いたことがありますが、本当ですか。

広瀬　そういう傾向は確かにみられます。理論的には効き目も強い薬なのですが、どちらかというと、SSRIはクリニックに来るような患者さんに便利な薬ですね。

NaSSA（ミルタザピン）のほうは、眠気を催しますから、働きながら治療している人には向かないです。そのかわり、持続性があるので夜一錠飲めばいいし、睡眠導入剤も減らすことができます。副作用の眠気を睡眠薬がわりに使われる抗うつ薬に**レスリン**（トラゾドン）があります。抗うつ効果はマイルドです。

新尾　「うつ病の薬を使いすぎている」というマスメディアからの批判がありますが、これについてはどうお答えになりますか？

広瀬　日本におけるうつ病の薬物療法については、世界でも突出した薬剤の使用量であることは否定できません。SSRI、SNRIにしても、確かにそれぞれの薬で効果に違いはあるにしても、それほど大差はみられないというのが結論なわけです。ところが、日本の精神科医は薬効の微妙な違いを重視していろいろな薬を使いたがる傾向があります。微妙な効果の違いを重ね合わせるともっとよい効果が得られるのではないかと考えてしまう。とにかく日本の医療は、精神科だけではなくて、多くの種類の薬を出す傾向があります。

新尾　私のばあい、次回の図5-1でもわかるように、かなりの期間、**メイラックス**（ロフラゼプ酸エチル）という抗不安薬を処方していただいています。**メイラックス**は重たい気分を軽くするような効果があるように感じられたからです。となると、**メイラックス**は抗不安効果だけでなく、ひょっとすると抗うつ効果もあるように思うのですが、いかがでしょうか。

広瀬　**メイラックス**はうつ病への適応はありませんが、軽いうつ病で抗うつ薬の処方がためらわれる場合など夜一回出すだけで睡眠もよくなり、日中の気分も改善するケースを多数経験しています。同僚にも同様の意見をもつ人が少なくありませんので、経験的に抗うつ作用があるといえそうです。この薬がパニック症によく効くことと関係があるかもしれません。

マスメディアには誤解があって、抗うつ薬と睡眠導入剤、抗不安薬を同時に出すことについても多剤併用だといって批判されることが多いです。しかし、睡眠障害がある患者（そのような患者は非常に多くいる）に睡眠導入剤、不安が強い患者（こうした患者も非常に多い）に抗不安薬を出すことは致し方ないし、必要なことだろうと思います。

しかしながら、抗うつ薬を二種類、睡眠導入剤を二種類、抗不安薬を二種類、さらには抗精神病薬まで処方してしまうようなばあいは、ごく例外を除けば多剤投与といっていいでしょう。そういう処方に関しては、厚生労働省は規制しています。

新尾　私のばあいも、ずっと睡眠障害に悩まされています。入眠時に障害があるし、途中で起きてしまうし、早朝覚醒もある。したがって入眠時に効果がある、夜中目が覚めない、朝も五時に目が覚めたりしないように、というわけで、睡眠の理想からいえば三つのポイントに効く睡眠薬を三種類出してもらいたいという誘惑にかられないわけではない。しかし常識的に考えて、それはやりすぎだし、きっとろくなことはないと思います。

広瀬　しかし、患者からそういう要望が出されるとついつい医者は応えてしまう。薬がないと不安だと訴える患者もいます。

新尾　その気持ちはわからないでもありません。うつ病がひどいときはわらにもすがりたい気持ちになるものです。しかし、うつ病の状態がよくなってくると、逆に一種類でもいいから薬を減らしたくなっていきます。おかげさまで、現在は抗うつ薬もほぼ飲まず、睡眠導入剤一種類だけでなんとかやっていますから、薬が減ってうれしくなるというのは、変な話ですが、うつ病がよくなっていく証なのかもしれません。

仮に患者が何剤も薬を処方してほしいと要望しても、慎重に対処して薬を出さないのが医師の責務なのではないですか。そういうタイプの人は依存傾向のある人ではないかと思うし、またばあいによっては薬を溜め込んでいるかもしれない。そうしたことまで含めて、処方する側は考えてほしいと思います。

広瀬　一般に抗うつ薬を最初に処方するときは単剤、少量を原則にすべきです。ただし、先医からの引継ぎの場合、多剤や用量が多いと感じても、すぐに変更するのは失敗のもとになりますから、医師—患者の治療関係ができてから徐々に減らしていくのがよいでしょう。

新尾　ところで、抗不安薬や睡眠導入剤の多くは、化学構造からベンゾジアゼピン系の薬といわれています。そして、ベンゾジアゼピン系の薬物は依存性をもつので、使用（とくに長期使用）への注意がうながされています。先生はこの点をどうお考えですか。

広瀬　ベンゾジアゼピン系薬剤はそれ以前に使われていたバルビツール酸系薬剤にくらべて依存性ははるかに少ないのですが、長期使用で常用量依存といわれる状態が生じがちです。ただし、このばあいでも中止にさいして、漸減をこころがければ問題は起こりませんから、睡眠障害を薬なしで放置するより、睡眠薬を正しく使って睡眠をよくするほうが健康につながるのです。

5 うつ病の薬物療法：その2

前回がうつ病の薬物療法の一般論だとすると、今回は実際の処方を通じた応用編となる。議論は、新尾氏に対して行われた約一〇年にわたる薬物療法に即して行われている。図5-1に「薬物使用履歴」を参照しながら読んでもらうとよりわかりやすい。ここでの議論はあくまで個別事例にもとづくものなので、もちろん一般化はできない。しかし、逆に精神科臨床の場では、患者の様子をみながら、また患者とのコミュニケーションおよび同意をとりながら機微に処方を調整していることを知ることができると思う。また新尾氏の治療には用いなかった抗精神病薬のうつ病への使用についても尋ねられたので、簡単に考えを述べている。

薬物療法の具体例

広瀬　新尾さんのうつ病の薬物療法について、カルテをさかのぼってみてみました（図5-1）*。

二〇〇三年くらいからよく眠れないという症状を訴えて、その年の一二月下旬に睡眠外来（Y睡眠クリニック）を受診していますね。最初は**リスミー**（リルマザホン）という睡眠薬を2mg、その後、睡眠薬は**アモバン**（ゾピクロン）7・5mgに替わりました。二〇〇四年八月にはやや自責的になったり、緊張、震えがみられ、睡眠障害だけでなくて、軽いうつ症状が出だしたことから、抗不安薬の**リーゼ**（クロチアゼパム）5mg2錠と**ドグマチール**（スルピリド）50mg2錠が処方されています。

*図5-1は二〇〇四年一月からの新尾氏の薬物使用履歴を掲載している。二〇〇五年一月の処方は外来治療から入院治療に切り替わる時期で図の見方には注意を要する。正確には、二〇〇四年一二月二七日**トレドミン**15mg3錠、二〇〇五年一月一九日**アナフラニール**25mg3錠、一月二四日**トレドミン**25mg3錠、一月二七日の入院にともなって**デプロメール**25mg3錠に切り替った。

新尾　そうです。どうもこれは調子が悪いということで、当時の（Y睡眠クリニックの）主

図５－１　薬物使用履歴（2004年１月～2014年12月、単位 mg）

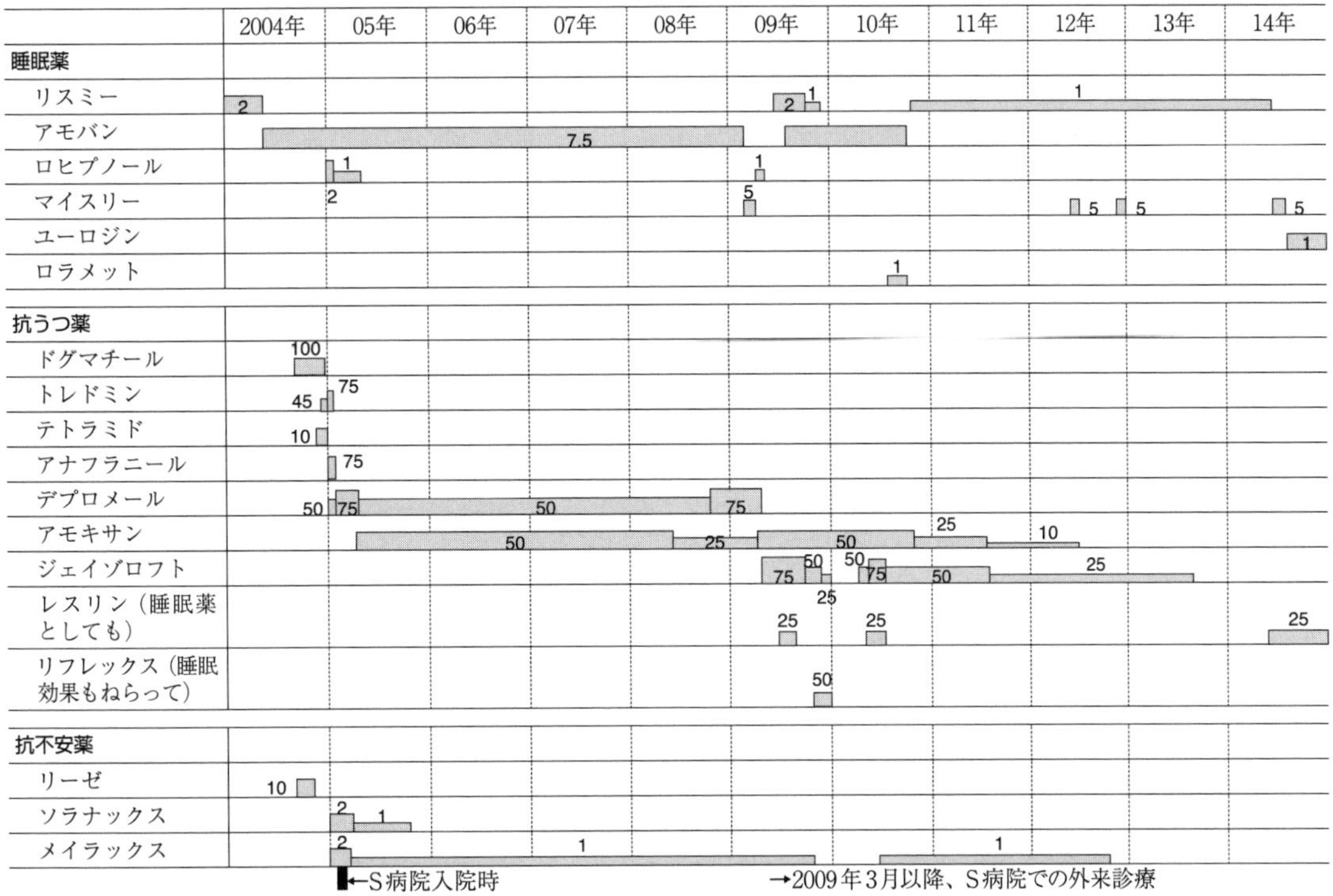

治医（井上雄一先生）に訴えたところ、処方されたのが**ドグマチール**でした。**リーゼ**がいつ、なんのために処方されたのかは覚えていません。睡眠導入の補助剤ではなかったかと思います。睡眠薬は最初**リスミー**だったのが**アモバン**に替わったことをよく覚えています。なぜ覚えているかというと、**アモバン**は苦みが次の日まで残るのです。喫茶店でお冷やを飲むと、にがーい感じがするんです。それで本当は替えてほしかったのですが、「良薬は口に苦し」と説明されて、ずっと飲んでいました。

広瀬　**ドグマチール**を処方してほしいと指定したのですか。

新尾　いいえ。患者の私からは、どういう薬を処方してほしいとはお願いしていません。とにかく、気分が落ち込むと訴えたら、**ドグマチール**が処方されました。

広瀬　その後、一〇月から**テトラミド**（ミアンセリン）*10㎎が1錠追加されています。

＊第4回図4-1、九七頁を参照。

新尾　それもいまでは記憶にないですね。

広瀬　**テトラミド**には、睡眠を改善させる機能と抗うつ効果があります。化学構造から四環系抗うつ薬に分類されます。

その後、二〇〇四年一二月二七日に**ドグマチール**に替えて**トレドミン**（ミルナシプラン、SNRI）が処方されています（15㎎を一日3錠）。

新尾　そうです。このころから、うつ病に対応しようというモードになったわけです。しかし、翌年一月になってより症状が悪化したので、**アナフラニール**（クロミプラミン、三環系抗うつ薬）に替えたのです。

広瀬　確かに、二〇〇五年一月一九日のカルテに「**アナフラニール**に替えてみる」、と記載されています。

新尾　そうですか。一月に入ってものすごく調子が悪くて、受診したところ、抗うつ薬を変えてみるかということになって、**アナフラニール**か**パキシル**（パロキセチン：ＳＳＲＩ）か、二つの選択肢を示されたように思います。私は**アナフラニール**を選択しました。理由は、伝統的な抗うつ薬なので信頼できる、パキシルは吐き気などの副作用が出ることがあると聞いていたのと、またパキシルは薬価が高い、というわけで選択したのです。このいきさつは第１回でも述べました。

ところが、**アナフラニール**を朝・昼・晩と数日飲んだところ、生あくびが出る、食欲がなくなる、口が渇く、おしっこが出ない、便秘という強烈な副作用に襲われ、寝ても覚めてもいられない状態になってしまいました。これは、**アナフラニール**の副作用である抗コリン作用ですね。

それでＹ睡眠クリニックの井上先生に連絡し、**アナフラニール**の服用を止めました。これらのことも第一回にお話したとおりです。そのときは、同時に処方されていた抗不安薬も飲まないように指示されたので、非常につらい思いをしました。その後、なにも栄養をとれない状態になってしまったので、一回だけ電解質の点滴治療を受けています。

広瀬 その後は、**トレドミン**（25㎎一日3錠）に戻っていますね。

新尾 ええ。しかし、このあとは間髪入れずに、入院治療することになりました。なにしろ、自宅にいても、まんじりともできない状態になりましたから。「うつ」というより、息も絶え絶えという状態でした。

広瀬 S病院に入院中、そして入院後は、抗うつ薬を**デプロメール**（フルボキサミン、SSRI）に替えて治療しています。そのほか、抗不安薬としては**メイラックス**（ロフラゼプ酸エチル、ベンゾジアゼピン系抗不安薬）と**ソラナックス**（アルプラゾラム、これもベンゾジアゼピン系抗不安薬）、睡眠薬は**ロヒプノール**（フルニトラゼパム）を出しています。入院中は**デプロメール**を50㎎使っています。約一カ月弱の入院後、退院されました。

退院後は**デプロメール**25㎎が一日3錠出ていますが、比較的早く50㎎に戻されています。退院後三年間は、Y睡眠クリニックで治療されましたね。

新尾 退院後、二〇〇五年から二〇〇九年初めまでY睡眠クリニックで治療していたのですが、低空飛行が続きました。しかし、うつ病にかかる前の六割くらいのパワーでなんとかフルタイムで働きました。ただ振り返ってみると、自分でも気づかないくらいですが、徐々に回復軌道に乗っていったと思います。その間、少しよくなったり、悪くなったりを繰り返しています。

広瀬　その間、**アモキサン**（アモキサピン：第二世代三環系抗うつ薬）を足していますね。

新尾　ええ。**アモキサン**は、私にとってはいい効果があったと思います。昼間眠くならないし、副作用が少ない薬だと思います。

そのころは、ちっともよくならないという感覚があったので、クリニックの先生になんとかならないかと訴えたのです。そうしたら、当時の主治医が「自分は睡眠が専門で、うつ病は専門ではない」とおっしゃられ、入院したS病院で診てもらったらどうかということで、S病院の外来に戻って、今日にいたっているわけです。

精神疾患は専門医による治療がよいのでは

新尾　S病院に変わって感じたのは、治療の取り組みが睡眠障害の延長としてうつ病を診るのか、うつ病の治療をメインにして睡眠や不安のことを考えるのか、というスタンスの違いでした。薬の選択にしても、面接にしても、うつ状態の改善をターゲットにして治療を行うのと、そうでないのとではおのずと違いが出るのではないかと思います。

S病院の宣伝をする気は毛頭ないですが、やはりうつ病などの精神疾患は、精神科の門をたたいたほうがよいと私は思います。たとえば内科でうつ病の治療を行っている方々もたくさんいらっしゃるわけです。それでよくなればそれはそれでよいと思いますが、日ごろ身体疾患を診ることの多い先生に、こころの病の治療まで任せるのは荷が重いのではないかと感じます。

うちの家族は私の病気のことをとてもよく理解してくれてはいますが、旦那や父親が精神科にかかっていることにやはりスティグマを感じていたと思います。私だって、精神科を標榜している病院よりは、内科とか、せめて心療内科くらいに収まってくれていれば世間体が立つと思ったことがありました。

広瀬　社会の理解もだいぶましになりましたが、精神疾患に一度かかった人間は敗北者だというようなレッテルを貼る人間がまだまだ大勢いますね。

新尾　いまこうやって先生にインタビューして原稿にしているのも、そうした偏見を少しでもなくしたいという気持ちがあるからです。

S病院にお世話になり出してから、徐々によくなってきたのは一般的にいえば、うつ病の回復軌道に乗ったということになるのでしょうが、私としては、治ってきたという側面もさりながら、この病気に慣れてきたというか、身の処し方が上手になったという側面も大きいと思います。

つまり、どういう生活や仕事の状態に陥ると悪化するとか、リラックスするにはどうしたらよいかとか、しんどい気持ちになったときにどのように物事をとらえたらよいか、ということがわかってきたのです。ある意味、うつ病を治すというのは、そういうことの積み重ねなのだと思います。医師は、患者のそういう側面——最近ではそれをレジリエンスというそうですが——を引き出すという役割を担っているのではないでしょうか。残念ながら私のばあい、抗うつ薬がすぱっと効いたという経験をまったくないのでとくにそう思います。薬について感じるのは、倦怠感がなんとなく緩和されているというくらいでした。これも、そう思おうとすれば思えるくらいで確信はありません。患者会などの場で、患者さんどうしで話す機会があるのですが、なかにはすごくよく薬が効いたと話される患者さんもいました。人それぞれなのでしょうね。

広瀬先生に再び診ていただくようになってから、自分の状態をメモにしてお渡しするようになりました（一九五頁の「診察メモ」を参照）。毎月ではなく、しかも長続きしませんでしたが。自分の状態をメモし出したというのは、うつ病としっかり向き合おうとしたことの表れだと思います。一方では、こうしたことができるほど、徐々に回復していたことを示すものだと思います。

ただし、病気と向き合おうとしたことはよいことだと思いますが、この病気をなんとかしようということが、私の頭の中の大半を占めていた。ややこだわりすぎていたといえなくもありません。病気のことばかりが気になっていた。

広瀬　それ以前は、仕事のことが大半を占めていたのですか？

新尾　いいえ。その前は、耐えることしかできず、考えるという行為自身ができませんでした。

広瀬　病気になる前はどうでしたか。仕事のことばかり考えていたのではありませんか。

新尾　そうでもないと思いますが、でもいわれてみれば、そうですね。やはり仕事中心の生活でした。土日のどちらかは仕事をしていましたし、会社には夜一〇時過ぎまで残っていました。そのあと二日に一回くらい行く、行きつけのバーには、カウンターの一番端に私の席があって、ママが電気スタンドを用意してくれて、そこで酒を飲みながら午前三時くらいまで原稿を読んでいました。まあ、でも、いいかげんな会社でしたから、出社は一一時くらいでもなにもいわれませんでした。

しかし、会社の部長・取締役になってからは他の社員に範を示さねばならず、まあまあ早く会社に行くようになりました。それも、けっこう心身にこたえていたのでしょう。

当時、うつ病がよくなることとはなんだろうと先生にうかがったことがあります。どうなればうつ病が治ったのだといえるのだろうか、と。そのときいわれたことは、「治るとは、うつ病のことが気にならなくなる状態だ」ということでした。その意味が当時はまったくわからなかったのですが、いまではよくわかります。

私の現状を申し上げますと、睡眠障害が治ったわけではなく、寝付きも、中途覚醒も、早朝覚醒もある。朝の寝起きがつらい。ときどき、いいしれぬ焦燥感にかられることがあります。自分がどうしようもない人間で、どこかに逃げ出したくなる、ということは、いまでも比較的頻繁に起こります。その意味では、ちっともうつ病は治っていないのかもしれない。しかし、こうしたうつ症状は一過性のもので一日中続くということはありません。

睡眠についていうと、寝付きが悪くてもそのうち眠れる。寝起きも悪いけど、いったん起きてしまえば、二〇分後くらいには、しゃきっとします。その他のいやな感情も数分、数時間、ばあいによっては明くる日になれば、ふっきれるようになった。症状に慣れたというか、対処法に長けてきたと確実に感じられます。

当時は、インターネットの「ベックの（自記式）うつ病評価表」（第7回表7-2、一八一頁を参照）をチェックしてばかりいました。「診察メモ」（一九五頁）にあるように20～30点台のときもありましたから、けっこうなうつ状態であったことは間違いありません。最近ひさしぶりに何回かテストしてみたのですが、10点くらいでした。元気そのものとはいえないけれど、まあまあの精神状態といってよいのではないでしょうか。

広瀬　あなたのような治り方はめずらしくありません。うつ病は長い時間をかけて徐々に治っていく病気です。

新尾　ものの本によると、大多数の人は数カ月で治ると書いてあるでしょう？　あれは嘘ですかね。

広瀬　数カ月で治る人もいないわけではない。でも、そういう人は少数です。

新尾　難治性のうつ病という言葉がありますが、どのくらいの期間治らないうつ病を難治性うつ病というのですか。

広瀬　一般的には一年以上でしょうね。

新尾　ええっ!?　ということは、一年かからずたいていの人は治るものなのですか。私なんか治るのに一〇年以上かかっているんですよ。ちょっと信じられません。

広瀬　厳密にいうと、どんな薬を使っても、その他の治療をしても、よくならない（普通の生活ができない）というものを難治性と呼んでいます。あなたのようなケースは、仕事をしながら薄皮をはぐようにだけれど、徐々によくなってきたのだから、難治性とはいえないでしょう。

再度、薬物療法を検討する

新尾　前回の話に出たように、精神科医の薬の処方については、マスコミをはじめ、いろいろ批判がある。しかし精神科医は、患者の症状に合わせて工夫しながら処方しているということでした。複数の抗うつ薬、あるいは抗精神病薬を出しているというのであれば、本当にそれでよいのか検討する必要があるけれども、マスコミは、抗うつ薬、抗不安薬、睡眠導入剤を一剤ずつ出していることに関しても、薬を出しすぎていると非難することがあります。

広瀬　長期間にわたるばあいは別にして、その患者がうつ症状を訴え、かつ不安を抱え、夜よく眠れないというばあい――実際、こういう患者の訴えは非常に多いのですが――、それぞれの症状に対処するために、抗うつ薬、抗不安薬、睡眠導入剤を処方するのは間違っていないと思います。しかし、精神科の薬の効果を数値で測ることができないので、確かめることができないし、なにをもって効果があったとするのか明確でないという点から、処方に疑いの目を向けられる素地はあると思います。しかも効果があがらないと最大用量まで増やし、それでも効果があがらないときには、他の薬に替えるということが繰り返されるので、患者も振り回されることになります。さらに使っていると副作用で苦しむことがあるので、患者が不信感を抱いてしまうこともあります。

新尾　抗うつ薬のなかには睡眠導入作用をもつものもあれば、抗不安薬のなかにも睡眠を助ける作用をもつ薬も少なくありません。しかし、たとえば私が経験したように、ＮａＳＳＡ（リフレックス）のような睡眠作用がある抗うつ薬が睡眠導入剤の代わりができるかというと、昼間に眠くなってしまって、夜間に眠るという目的にそわないこともあるわけです。

また、うつ症状と不安症状は似たところもあるけれど、微妙に異なります。こういう分け方が正しいかどうかわからないけれど、うつ状態のときに抱く不安というのは、不安の対象が具体的でなくて、なにが不安なのか明確でないけれど、とにかく不安なのです。自分はだめな人間だ、自分の人生は失敗だった、将来に明るい展望はなにもない、会社に行く気にならない、全体的にもやっとした不安がある。

しかし当時は、強迫的な不安感もありました。たとえば、朝のゴミ出し。分別したはずだけれど、じつは分別がちゃんとされてなくて、収集車がゴミをもっていってくれなかったのではないかとか、明日の会議での発表をうまくできるだろうかと何度もメモの内容を反芻《はんすう》したり、週明け会社に行ったら仕事が山と溜まっていてお手上げになってしまうのではないか、といったものです。あるいは一カ月後に出張が決まっていると、ホテルの予約とか、列車・飛行機に遅れずに乗れるだろうかとずっと心配になる。こういう不安に対しては、やはり抗不安薬が必要ではないかと思います。

広瀬　おっしゃった不安はうつ病による取り越し苦労や強迫症状で、抗うつ薬でよくならないばあいは、抗不安薬を使うのが正解ですね。

SSRIが効かないときはどうするか

新尾　そこで質問なのですが、たとえばあるSSRIを使っていたけれど効果がないと判断したときは、どのように他の薬に替えていっているのでしょうか。

広瀬　SSRIのばあい（他の抗うつ薬も含めてですが）、効かないからといってすぐに止めてしまうと、離脱症状といって不快な症状が出るので、異なる薬に替えるさいには漸減しながら違う薬に替えていきます。新尾さんのケースは、入院後（二〇〇五年）は**デプロメール**（SSRI：フルボキサミン）を75㎎（25㎎×3錠）、その後50㎎（25㎎×2錠）使っていましたが、のちに（二〇一〇年）に**ジェイゾロフト**（SSRI：セルトラリン）75㎎（25㎎×3錠）に替えています。**デプロメール**を使っていて、回復の具合がいまひとつだったからです。その前に**リフレックス**を試していますが、あなたが昼間眠くなって仕方ないというものだから、一カ月で止めています。
ＳＳＲＩどうしの交換のばあいは、かならずしも漸減させなくても、違うＳＳＲＩにぽんと替えてもあまり問題は生じないと思います。ＳＳＲＩのうちなにを使うかは、人それぞれで、どういうタイプにどういうＳＳＲＩが効くかははっきりしていない。ＳＳＲＩのなかで、なにを選択するかは、ある種の勘みたいなものが大きいのではないでしょうか。**デプロメール**は比較的大量に使うことで、強迫性障害（強迫症）の治療に効果があるとされています。それから、長期にじわじわと効果が出るような気がします。同じＳＳＲＩでも**パキシル**（パロキセチン）の効き目は、それにくらべるとシャープで、短期で効果が現れるという傾向があります。一方で、それによるリバウンドが起こることがある。これは、私の実感としても、臨床研究論文でもいわれていることです。

新尾　あらためてうかがいますが、薬が効いているかどうかというのは医師の眼からわかるものですか。

広瀬　それはわかります。顔色が少しでもよくなって、目に輝きが出た、声が大きくなって張りが出たなどでわかります。初診で、これまで抗うつ薬を飲んだことのなかった人に処方して、すぐに効果が現れるばあいもあります。ただそのばあいは、薬を飲んでいるという安心感が症状を改善させるプラシーボ効果であるかもしれませんが。しかし薬を使って、一カ月、二カ月効果が持続しているようであれば、薬が効いていると考えてよいと思います。規定量を満たさない量で効く人もあれば、十分に量を増やすことではじめて効き目が出る人もいます。患者本人の手ごたえを感じての報告が信頼できることも多いのです。

効くと思って飲めば効く、薬のふしぎ

新尾　こころの病気のばあい、この薬は効くだろうと思って飲めば本当に効くという側面はあるのではないですか。

広瀬　それはこころの病気だけでなくて、からだの病気でも同じですよ。効くと思って飲んだほうが効くんです。

新尾　私はかなり長い間、**アモキサン**を処方していただいていましたが、これは、国立精神・神経医療研究センター総長の樋口輝彦先生にすすめられたからです。おまじないじゃないですけれど、樋口先生がよいとおっしゃった**アモキサン**は効いていたような気がします。プラシーボ効果かもしれません。

広瀬　**アモキサン**は新世代の三環系抗うつ薬で、従来の三環系抗うつ薬に比べると副作用が

少なく、効果の出現も早いよい薬です。**アモキサン**と効能が似ているのが**サインバルタ**（デュロキセチン、ＳＮＲＩ）です。

新尾　**アモキサン**は十分量使わないと効かないといわれたことがありますが、本当ですか。

広瀬　単剤使用の場合は一般にそうですが、規定量より少量でも効果がみられることがあります。他剤との併用のばあいは、少量でも効果がみられやすいようです。

新尾　ということは、効能をしっかり考えて処方すれば、多剤併用療法も否定できないということでしょうか。

広瀬　そうです。なんでもかんでも多（他）剤併用はよくないという考えは間違っていると思います。それから十分量を使わないと効果が現れないというのも誤解で、少量であっても効果が現れる人もいます。

うつ病治療に抗不安薬や睡眠薬を使う意味

新尾　抗不安薬をうつ病の治療に用いることもかなりあると思うのですが、その意義はどういうところにあるのでしょうか。

広瀬　ＳＳＲＩには抗不安作用もあります。ですからＳＳＲＩだけですむのであれば、それはそれでよい。しかしうつ病にパニック症（パニック障害）が併発しているケースで、パニック発作に直面しそうなリスクを抱えているばあいには、抗不安薬を予防的に頓用処方するのが普通です。というわけで、不安抑うつ症状のあるうつ病には、抗不安薬を処方するということが臨床上一般的に行われていることです。

うつ病の患者に抗不安薬を処方するのは、そうですね、四〇％くらいでしょう。

新尾　そうですか。私はほとんどの患者さんに抗不安薬が処方されるのだと思っていました。睡眠薬についてはどうですか。うつ病の人は、ほとんどの人が睡眠障害を訴えますよね。うつ病と睡眠障害の関係を、どう考えるとよいのでしょうか。睡眠障害が積み重なっていってうつ病を発症するにいたるのでしょうか。それとも、うつ病がベースにあって、睡眠障害はうつ病の一症状なのでしょうか。

広瀬　うつ病の症状の一つが不眠だと思います。ただし不眠を放置すれば、うつ病がより悪化することになる。普通のうつ病では、まず不眠症状が現れ、最後まで残る傾向があります。ですから、過眠をともなううつ病以外には、だいたい抗うつ薬といっしょに睡眠薬が処方されます。さきほど新尾さんがいったように**リフレックス**の副作用には眠気があるから、**リフレックス**を処方したばあいは、睡眠薬は必要ないかもしれない。でも、あなたのばあいは、うまくいかなかったようですね。

新尾　私のばあいは、仕事しながら治療していますので。**リフレックス**は昼間も眠くなってしまうので、仕事になりませんでした。

うつ病で現れる睡眠障害とはどういう特徴があるのでしょうか。

広瀬　睡眠障害には、入眠困難、中途覚醒、早朝覚醒などがありますが、うつ病の人のばあい、多くはこの三つのすべてがともないます。

新尾　いわゆる非定型うつ病の人には、過眠をともなうことがありますね。そのばあいも、うつ病といっていいのでしょうか。

広瀬　私は、非定型うつ病も、うつ病のカテゴリーに入ると考えます。ただし抗うつ薬の効き目は、普通のうつ病とくらべて悪いです。非定型うつ病の人には、抗うつ薬はあまり効きません。したがって気分安定薬や抗不安薬を加えたりして、治療することが多いです。

新尾　非定型うつ病という言葉からすると、典型的でないうつ病を指すように思うのですが、非定型うつ病というのは、典型的なうつ病でないけれど、うつ症状を示すもろもろの疾患を指して名づけているのですか。それとも、非定型うつ病が示す特徴的な症状というものがあるのでしょうか。

広瀬　非定型うつ病が示す典型的な症状というと、語義矛盾しているように思うかもしれませんが、逆転した自律神経症状がみられるのが特徴です。普通のうつ病は、食欲や性欲が減退したり、眠れないといった症状が現れるですが、非定型うつ病のばあい、過食、過眠、ときには性欲が増したりといった、逆転した症状が現れるのです。これが非定型うつ病と呼ばれる所以なのです。

ただし、非定型うつ病にも二つの型があって、いま述べた逆転した自律神経症状が中心のものを自律神経の Vegetative Nerve の頭文字をとってV型と呼び、不安症状の強いものを不安の Anxiety の頭文字をとってA型と呼ぶことがあります。V型、A型は混在することもあるけれど、独立していることも多い。先ほど述べたV型の症状をみると、うつ病の症状と逆の軽躁がみられたり、強い抑制症状がみられます。DSMでは「鉛様の麻痺」と表現しており、ぐったり臥床しがちです。一方、A型は、不安が強くてなにもできなくなって、他人への依存傾向が強くなりがちです。

新尾　V型、A型で用いる薬も異なりますか。

広瀬　V型には双極性障害と同じように気分安定薬を用います。A型はSSRIが第一選択薬です。

双極性障害とうつ病の見分け方

新尾　双極性障害の方がうつ状態になってこられたときに、診察する側はうつ病か、双極性障害のうつ状態なのかを見分けることは困難なのでしょうか。

広瀬　双極性障害のタイプによると思います。長くうつ状態が続いているような人だとなかなか見分けはつきません。そこで抗うつ薬を使っていると、躁転してしまうことがあります。過去に躁状態があったかどうかを丹念に聞き出すことくらいしか方法はありません。なかには一〇年、二〇年ずっとうつ状態だった人が、あるときぽんと躁転してしまうことだってありますから、非常に鑑別しにくいものです。循環気質をもった人であるとか、派手な身なりの人であるとか、といったばあいは、双極性障害ではないかと疑ってかかるわけですけれど、実際には見分けることは難しいものです。双極性障害の人が躁状態のときに自ら受診にやってくることはまずありませんから。

新尾　たとえばＳＳＲＩを使ってみました。一カ月か二カ月後に患者さんが「先生、おかげさまで元気になりました」といってやってきたときに、ＳＳＲＩが効いてうつ病がよくなったと思えるか、それともこれはちょっと元気が出すぎだ、双極性障害かもしれない、といったことはわかるものなのですか。

広瀬　この治り方はあやしいと思えることはあります。しかし、長いことうつ病を患っていた人で回復期にリバウンドでやや躁状態になるということもあります。ただし、そういう程度の人と、双極性障害の人とは明らかに異なります。うつ病が治るときは、その人が本来もっている明るさを取り戻すといった輝きをともなったものです。双極性障害の躁状態というのは、抑制が効かないところに特徴があります。

新尾　うつ病と双極性障害との患者数をくらべると疫学データではうつ病のほうが圧倒的に多いですね。これは本当なのですか。先生の臨床体験からはどうでしょうか。

広瀬　本当ですが、地域によってもさまざまだと思います。私は現在、新宿区と台東区の病院で患者を診ていますが、台東区のほうは入院患者では双極性障害が非常に多い。

新尾　からだの病気もそうですが、精神疾患も社会的な環境因が与える影響は非常に大きいのではないですか。また、どういう精神疾患であるかによって逆に社会的生活に影響が出る。双極性障害の方のばあい、うつ病よりもよりいっそう厳しい立場に立たされているのではないかと想像されます。

広瀬　双極性障害の人は秩序を乱すという理由で会社や組織からはじき出されることが比較的多いのです。

新尾　いったん社長にまで登り詰めてしまっていれば別でしょうが。

広瀬　持続的軽躁状態の人はいちばん仕事ができる人だと思います。ゲーテはそうだったといわれています。でも、そういう人はめったにいません。

双極性障害はやっかいな病気であるけれど、気分安定薬を上手に使うことによってコントロールできるようになってきました。

新尾　双極性障害の人にはＳＳＲＩは使ってはいけない、いや使ってもよい、という二つの意見がありますが、先生はどうされていますか。

広瀬　深いうつ状態にある人には、私はＳＳＲＩを処方します。双極性障害で怖いのは自殺のリスクが高いことです。うつから躁に移るときと躁からうつに移るときに自殺リスクが高まるといわれていますが、とくに躁からうつになるときがいちばん危ないときです。

新尾　一方、うつ病の人の自殺にはどういう傾向がありますか。

広瀬　うつが重いときには自殺しないといわれていますが、かならずしもそうではありません。妄想が強いうつ病のばあいは、重いうつ状態のときに自殺することがあります。

ハーブや漢方によるうつ病の治療

新尾　西欧では、ハーブを用いたうつ病治療が行われていますね。また日本では、うつ病に漢方薬を処方する医師もいますが。

広瀬　効果が認められている抗うつ薬があるので、私はあえて第一選択としてハーブや漢方は用いません。高齢者で、漢方でじわじわ治したいという人には、抑肝散や小柴胡湯などを処方することがあります。認知症の方でうつ症状や感情不安定になっている人にも使うことがあります。漢方には抗うつ作用だけでなく、気分全体を安定させる効果があります。

新尾　西欧では、セイヨウオトギリソウ（セント・ジョンズ・ワート）を用いることもあるようですね。

広瀬　そういわれていますが、私は使ったことはありません。

うつ病の治療に抗精神病薬を使うばあい

新尾　うつ病の治療に抗精神病薬を使うばあいがありますね。どういうばあいに、抗精神病薬を用いるのでしょうか。抗精神病薬は統合失調症などの治療に用いるものだと思うのですが。

広瀬　妄想をともなううつ病では抗精神病薬が使われます。最近の第二世代抗精神病薬は抑うつを起こしにくいので重宝です。**エビリファイ**（アリピプラゾール）などの少量は難治性うつ病などに好んで使われています。抗うつ薬に少量の第二世代抗精神病薬を併用するのは増強療法といわれ、難治性うつ病の治療によく使われる方法です。抗精神病薬に位置づけられる**ドグマチール**（スルピリド）なども大量では統合失調症などに使われ、少量では内科医も好んでうつ病に使用します。内科医が**ドグマチール**を使うのは、消化性潰瘍にも使われるからだと思われます。このように、抗精神病薬は用量の大小で使い分けられるものもあります。

抗うつ薬の副作用について

新尾　薬物療法の話の最後に、抗うつ薬の副作用についてうかがいたいと思います。

広瀬　抗うつ薬は、三環系抗うつ薬、四環系、ＳＳＲＩ、ＳＮＲＩ、ＮａＳＳＡの順番に開発されてきました。これらが現在日本で使われている主な抗うつ薬の種類です。おおざっぱにいって、新しく登場した薬ほど副作用が少ない傾向があります。

というのも、抗うつ薬の開発は、副作用を少なくしようという観点から、行われてきたという面があるからです。

しかし、かならずしもそうとはいえない面もあります。たとえばＮａＳＳＡ（**リフレックス**）ですが、この薬にはかなり強い眠気をもたらすという副作用があります。その副作用を利用して不眠に対処することも考えられるのですが、あなたの経験談にもありましたが、日中ぼーっとして眠くて仕方がないと訴える人もいます。それから、この薬は体重増加をもたらすことがあります。体重増加は新しい世代の抗精神病薬についてもいえます。**セロクエル**（クエチアピン）などがその代表です。**セロクエル**は双極性障害にも使われており、躁症状だけでなく、気分全体を安定させるために用いられます。しかしこの薬は、糖尿病の人には禁忌です。

そのほか、ＳＳＲＩを小児に使うさいには注意が必要であるといわれています。
またＳＳＲＩが自殺念慮を強めるという海外研究が出て、問題になったことがあります。しかし私は、臨床現場でそういうリスクを感じたことはありません。自殺念慮がもともとある人にＳＳＲＩを使わないで高まる自殺のリスクとくらべたら、ＳＳＲＩを使うほうが危険性は小さいといえるでしょう。とはいえ、抗うつ薬の使用が自殺をもたらすこともあるということを精神科医は、頭の片隅に置いておくべきだと思います。

新尾　アクチベーション・シンドローム（賦活症候群）は、副作用と考えなくていいのですか？

広瀬　広い意味では、抗うつ薬の副作用といってよいでしょう。アクチベーション・シンドロームというのは不安・焦燥などが強まるという症状ですが、ＳＳＲＩを比較的大量に使ったばあいに起こりやすいので、使い方について配慮が必要になります。

新尾　口の渇き、便秘、尿閉などの抗コリン作用も、三環系抗うつ薬とくらべればＳＳＲＩやＳＮＲＩでは圧倒的に少ないと考えていいのでしょうか。

広瀬　ええ、そうです。

新尾　ＳＳＲＩを飲むと、吐き気を催す人がいると聞きますが。

広瀬　ＳＳＲＩを飲んで吐き気を訴える人はいます。とくに飲みはじめに多いですね。ひどい吐き気ではないのですが、不快な症状ではあります。そのために服用をやめてしまうということがあります。どのくらい強く感じるか、そうでもないかは個人差がありますね。

6　うつ病の心理療法（精神療法）

うつ病は「こころの病」であるから、精神に働きかける心理療法（精神療法）に期待が集まるのは当然のことだろう。しかしながら、うつ病に関する心理療法がこれまで積極的に行われてきたとはいえない。とくに保険診療のなかでは満足な心理療法を受けることができない日本においては、医師が面接で患者の訴えに耳を傾け、共感し、症状をやわらげるいわゆる「支持的精神療法」以外の治療が行われることは少ない。そこで、心理療法をテーマとする今回は、まず笠原嘉氏が提唱した小精神療法を軸とした支持的精神療法について述べ、補足的により踏み込んだ治療法である認知行動療法、対人関係療法、森田療法や最近注目されているマインドフルネスなどについて概説する。

うつ病の心理療法（精神療法）*の歴史は浅い

新尾　今回はうつ病の心理療法（精神療法）についてうかがいたいと思います。心理療法のあれやこれやの技法をうかがうというよりは、心理療法全体について広瀬先生はどう考えているのかお聞かせ願えませんか。

＊ここでは、心理療法も精神療法も、ほぼ同じ内容を指す。生活改善法までも含めた薬物療法以外のもろもろの治療法を指す。精神科医は精神療法という言葉を、心理療法家は心理療法という言葉を用いる傾向にある。

広瀬　うつ病の心理療法は、歴史的にはあまり行われてきませんでした。まず精神分析によってうつ病を理解するという試みがなされました。フロイトは、大切なものを失ったときのムードをメランコリーとしてうつ病をとらえました。つまりうつ病が起こる成因に関心があったのです。こうした過去の研究は、脳科学的にも正しいことが最近になってわかっています。ただし、治療の手段として精神分析を使おうという動きはあまり成功しませんでした。その後、ドイツの精神科医クレペリンが躁うつ病という概念を確立したときも、心理療法はあまり考慮に入れられていません。温泉療法とか持続浴がうつ病の治療に対して行われたくらいです。

うつ病の治療に心理療法が有効だとされるようになったのは比較的最近のことなのです。二〇世紀半ばにアーロン・ベックが提唱した認知療法がまず注目を集め、その後、それが行動療法と結びつくことによって誕生したのが、認知行動療法です。*

＊認知行動療法の入門書としてはデービット・バーンズ『いやな気分よ、さようなら《増補改訂版》』（星和書店、二〇〇四年）などがある。

現在では、うつ病に対する認知行動療法の効果は一般に認められているのですが、実際に精神科医が認知行動療法を用いてうつ病を治療しているかというとあまり普及していないのが現状です。

支持的精神療法が中心の日本

広瀬　実際に行われているのは、患者さんの訴えによく耳を傾け、病気になった原因や現在の気持ちなどを汲み取って、患者さんを心身ともに支えていくという支持的精神療法です。これは特段うつ病に限ったものではなくて、精神科医が患者さんの診察・面接を行う際にかならずこころがけ、実行する当たり前の治療といってもいいかもしれません。それをせずにただ薬を処方しているのでは治療といえませんから。

うつ病の急性期については認知行動療法を行うというよりも、まず支持的精神療法が重要です。うつ病の人は、絶望感が強く、お先真っ暗、過去については後悔に満ち、現状に不安を抱えているわけですから、まずは治療者が患者に寄り添い、支えていく態度を示すことによって患者を暗黒の孤独の淵から救いあげる必要があります。言葉を発するということよりも、なによりもそばに居るという安心感を与える必要があるわけです。寄り添うことの必要性は最近とくに指摘されていることです。

ここで問題なのは、うつ病の患者さんは、軽くても重くても、正しい病識をもっていないことが多いことです。

軽いばあいは、自分は病気でないと考えるし、また周りの人は怠けていると考えがちです。なので、がんばって乗り越えればなんとかなると思ってしまいます。ゆっくり休まなければいけないところを無理してアクセルを踏み続けてしまうのです。

一方、重くなって妄想が出てしまったらしまったで、自分がうつ病であるというよりはなにかとんでもない状況に置かれているといった感覚に陥ってしまう。自分が取り返しがつかない重大な罪を犯したとか、無一文になって治療費も払えない、手の施しようのないがんになった、永遠の苦しみから抜け出せない運命だ、などと強く思い込み、周囲の説得にも耳を傾けなくな

表6－1　笠原嘉先生のうつ病の小精神療法7原則

1）怠けでなく「病気」であることを本人と家族に告げる
2）できるだけ精神的休息をとるよう指示する
3）服薬の必要性を説き、無断での中止の禁止する
4）予想できる治癒の時点をあらかじめ教える
5）治療中、病状に一進一退のあることを繰り返し伝える
6）治療中に自殺をしないよう誓約させる
7）治療終了まで人生上の重大な決断は延期させる

笠原嘉『うつ病臨床のエッセンス』（みすず書房、2009年）より一部改変

表6－2　続・うつ病の小精神療法（広瀬）

1）生活リズムを正す(早寝早起き、三食、散歩)
2）朝のおっくうさに負けない努力
3）やれるだけやって、疲れたら休む
4）マイナス思考の悪循環に陥らない
5）元気だった頃を思い出し、また悪かったときとの比較をする
6）好きなこと、できることは遊びでも遠慮なく行う
7）怖いものには早期にチャレンジ
8）心身の休養の意味を正しく理解
9）家族への感謝の表出
10）退路は保って勇気づける

ります。

そこで早いうちに、あなたのつらい気持ちはうつ病という病気が原因で起こっているのだということを認識させることで患者さんを楽にさせることが必要です。

こうしたことをうつ病の小精神療法として提唱したのが笠原嘉先生です（表6-1）。私は、笠原先生の小精神療法に加えて表6-2のような10のアドバイスを患者さんに行っています。笠原先生が小精神療法をまとめたころよりも若い人のうつ病が増えたこと

や、企業社会が厳しくなり、復職が困難になってきたことなどを考慮してのことです。

うつ病を治療するためには、からだの病気と同じで医者のいうことを聞いて養生することが大切なのですが、そのとき精神科医は、患者に自殺しないことを約束させます。そして、うつ病を治すのにいちばん大切なことは休養です。ただし、休養を重視するのはどうも日本に特徴のようで、海外ではあまり重視されていないみたいです。これは、もしかすると日本のうつ病の原因にも関係するのかもしれません。日本人のばあい、過労によってうつ病を発症することが多い。海外（とくにアメリカ）では、大切な人との死別であるとか、子どもとの離別が発症の原因となることが多いようです。

ともかく日本のばあいは、休養を中心にすえ、かならず治るという希望をもたせて治していく。海外では休養を十分とらせるというより、すぐに認知行動療法をはじめるという傾向があります。

さまざまな心理療法が競い合うアメリカ

広瀬　アメリカは、心理療法が大変さかんで、いろんな流派が競い合っています。認知行動療法以外にも対人関係療法というものがあります。うつ病の原因を対人関係にあるとみて、そこに焦点を当てて治療する。アメリカ流の心理療法は原因に焦点を当てた治療法なのです。日本のばあいには、心理療法を行うさいも、まず休養をとらせて症状を落ち着かせてからゆっくりと本格的な心理療法を開始するという傾向があります。

そういう日本の治療の流れにぴったりしているのが森田療法といえましょう。最初は、絶対臥褥《がじょく》といって、強制的な臥床による休養から治療がはじまります。それから軽作業に移る。こういう段階を経る療法は、うつ病の急性期、回復期、そしてリハビリ期という、うつ病の病期とフィットしているといってよいでしょう。笠原先生の小精神療法のなかにも森田療法的な考え方がみられます。

うつ病のばあい、ある程度よくなってもその後の復調がはかばかしくないことがよくあります。その後の回復のために、作業療法を通じたリハビリを行い、サラリーマンのばあいは復職させる。十分に治らないまま復職すると再発のリスクが高まる。最近では、一回目のうつ病発症で休職しても、復職のチャンスが得られるようになりました。しかしこれが二度、三度となると、会社の扱いは冷たくなって、会社を辞めるように仕向けがちです。

したがって再発予防が重要になります。こうした目的で復職支援（リワーク）プログラムが開発されてきました。復職支援プログラムはたいていグループで行われています。対人関係療法にしても、認知行動療法にしても、一対一でやるよりも集団で行うほうが効果があがることがわかっています。

認知行動療法は再発予防に最も効果を発揮するように、私は思います。認知行動療法の専門家は急性期にも認知行動療法は効果があるといっていますが、急性期の患者は認知行動療法に乗ってこない人が多いのではないでしょうか。

うつ病は、生物学的要素、心理的要素、社会的要素の三つが組み合わさって生じます。リハビリやリワークは主に社会的要素に働きかけるものであるといってよいでしょう。

認知行動療法は効果があるが

新尾　うつ病治療の心理療法のなかで主流になっている認知行動療法は、臨床研究の結果、薬物療法と同じくらい、あるいはそれ以上の効果があるという論文が多数出て認められるようになったという経緯があります。また脳画像の検査でも、脳血流などに、治療前と治療後で明らかに違いがみられるということがいわれています。ところが、先生のお話をうかがっていると、急性期にいきなり認知行動療法を行うのは、少なくとも日本では難しいのではないかというお話でした。ということは、認知行動療法が行われるのは、患者さんがやってみようと思うレベルまで回復した段階なのではないでしょうか。

広瀬 そうです。患者がやってみようという気持ちになったところでぽんと手を差しのばしたところから認知行動療法がはじまるわけです。そして、やってみると確かに効果があることを実感することで治療が進んでいく。認知行動療法でなくても、患者さんがいままでできなかったことを試しにやらせてみて、それができれば成功体験となって自信が生まれ、うつ病がよくなっていく。その転換点をどうつかむかがうつ病治療にとっていちばん大切です。認知行動療法はそれをシステマティックに行い、高い効果をあげているところに価値があると思います。

新尾 私はきちんとした認知行動療法を受けたことがありません。施設によって異なるのでしょうが、一般的に何時間、何週間、何セットとかなりしっかりとしたプログラムが組まれています。しかし、どうなんでしょう。そうしたプログラムをきちんと行えば治る、やらないと治らないという問題ではないのではないでしょうか。

広瀬 人によってなにが有効か異なりますからね。アメリカ流のシステマティックな方法がすべての人にいいのかどうか疑問です。

新尾 アメリカでは、サイコセラピスト（心理療法家）の地位が専門的な職業として確立されています。それで生業を立てている人も多い。生物学的な治療を重視する精神科医とはまた違った独立した集団を形成しています。

心理療法家の活躍への期待

広瀬　逆に、日本のばあいは、心理療法を受けようと思っても、場所は非常に限られています。しかも認知行動療法は保険診療が認められていますが、習熟した医師の指導のもとでないとできないし、時間がかかるわりには保険点数が低いということで、あまり広がりをみせていません。日本の精神科医療制度のなかで、もっとやりやすい形になっていかないと、普及しないように思います。

新尾　私は心理療法が身近な生活の中にもっと溶け込む形で存在しているといいと思います。未病状態や再発予防時に気軽に相談できる心理療法家が存在していると心強いと思うからです。家族にかけられた言葉でいちばん気が楽になったのは、「そのままでいいんだよ」という言葉でした。当時は、なにをやってもだめだとあせっていましたから、「このままで十分」と肯定してくれたことで気持ちがすごく楽になりました。

広瀬　奥様は大変よい精神療法をあなたに対してなされたと思います。

新尾　そうですが、おそらく言った本人は、そんなことを言ったことはとうに忘れていると思います。

こういう家族のサポートが得られない人には、心理療法家の存在は欠かせないと思います。精神科にかかるというのは、患者にとってはやはり敷居が高いと思うのです。都会でいうと急行が泊まる駅、地方でいうと市町村役場に一つずつくらいはカウンセリングが受けられる場所があるといいですね。臨床心理士の国家資格化も実現し、現在すでに臨床心理士が三万人近くいるのですから、もっと経験を積んで、活躍してほしいと思います。

広瀬　心理療法家のクリニックは都会には多いのですが、標準化されているとはいえず、社会保険が使えず、料金が高いのが難点ですね。

新尾　そうしたネックはありますが、うつ病の患者のばあい、かならず取り越し苦労などの認知の歪みがあるわけですから、心理療法的なアプローチは絶対に必要だと思います。支持的精神療法でも、認知行動療法でも、森田療法でもなんでもいいのですが、患者の心理に働きかけることは必要で、純粋に薬だけでうつ病が治るとは私は思っていません。

どういうきっかけにしろ、患者が自分にあった心理療法をみつけて試してみる価値はあると思います。

心理療法の成否は患者のモチベーションによるところが大きい

広瀬　精神科医はそのきっかけをみつける手伝いをする役割を果たすべきだと思います。そして一回の診療で終わらせるのではなくて、次の診察日までにやるべき課題（ホームワーク）を与える。たとえば一日中床についてばかりいる人だったら、朝起きる時間を決め、床から出る訓練をさせるとか、次には家事をすることを課題にするとか。

なかには薬ぎらいな人がいて、心理療法だけで治そうとする人もいます。そういう人は熱心に心理療法に取り組むから、高い効果が出ることがあります。心理療法の成否は、患者のモチベーションによるところが大きい。もちろんモチベーションを引き出す精神科医や心理療法家の技量も試されるわけですが。一方、薬が効くタイプの人が薬ぎらいのために心理療法だけで治そうとしてもうまくいかないので、柔軟に考えるのがベストです。

新尾　私は従来の認知行動療法よりも、マインドフルネスと呼ばれている新しい認知行動療法のほうがもっと効果があるのではないかと思っています。実際に、うつ病の再燃・再発予防に力を発揮しているそうです。マインドフルネスは瞑想、呼吸法や姿勢などを重視しています。禅やヨガを取り入れた一種の身体技法のような感じもします。あまり理屈っぽくなく、すんなり入っていけるので、うつ状態が悪い人でもやれる可能性も高いかもしれません。うつがひどくて起き上がれないような人でも、呼吸を整えるくらいのことはできるでしょうから。森田療法はマインドフルネスと似ているところがありますね。

広瀬　行動重視などですね。おっしゃるように、森田療法は禅の思想に根差しています。暗示効果というか、ゆっくりと呼吸したら少し楽になりませんかとうながして、気持ちをやわらげることは可能です。

新尾　そうですね。マインドフルネスは、仏教の修行体系に基礎があるのだそうです。同じ瞑想でも、座位瞑想、歩行瞑想、呼吸瞑想など、いろいろな技法があります。誰でも実践可能ですが、奥が深いと聞いております。*

＊マインドフルネスの入門書としてはジョン・カバットジン『マインドフルネスを始めたいあなたへ』（星和書店、二〇一二年）などがある。

うつ病の人の心理のアンビバレンス

新尾　私が、いちばん調子が悪かったときでした。妻にちょっとからだをさすってくれと頼んだことがあります。それで妻がやさしくからだをさすってくれたのですが、ところが、そうされることがざわざわした嫌な気分を誘うのです。それで一、二分でやめてもらいました。妻はきっと傷ついたと思います。看護師さんも患者によかれと思ってやることが否定されることがあるでしょうから、落ち込むだろうなと思います。

広瀬　うつ病がひどいときには最愛の人であってもそばに寄られたくないという気持ちを抱くばあいがあります。しかし、反対に誰もいないとものすごい寂寥感を感じる。うつ病になると、そういうアンビバレントな（相矛盾する）心理状態に陥るのです。

新尾さんの話を聞いてピンと来たのは、自殺したある患者さんことです。この方は奥様にべったりの人で、自殺する前の日にからだをさすってもらっているのです。普通、妻が愛情をもってからだをさすってくれたなら、少しは癒やされて自殺することはないだろうとこちらは思ったのですが、うつがひどいときにはそんなことは関係ない。それから、看護師が患者さんのことを思って手を握ってあげるとよいと思いがちですが、患者のからだには触れないほうがよい。むしろ静かに寄り添うという態度が必要なのです。うつ病の人は他人があまりそばに寄りすぎることを好まない傾向があります。夫婦でも別室で寝たほうがよいばあいもあります。

新尾　長期にそういう状態が続くわけではないとは思いますが。

広瀬　そうです。うつ病には、いろんな段階があります。いちばん悪い状態からなにかきっかけをつかんで徐々に治していくというのが、うつ病治療の王道なのでしょう。自分でやって自信をつける。うつ病の人は、寂しがり屋である反面で他人の力を借りたがらないタイプが多い。私の恩師である土居健郎先生が、うつ病患者は「他人にはわかりっこない」と思うのが特徴だといわれたことが当てはまるところなのでしょう。*

＊土居健郎『新訂：方法としての面接——臨床家のために』（医学書院、一九九二年）

ですから、自分でやってみようという気持ちになるまで辛抱強く待つ必要があります。家族からしてみると、手を差し伸べようとすると拒絶する。家の中でごろごろしているばかりで、ほとほと手を焼く存在にみえることがあります。しまいには家族の人が耐えきれず切れてしまったり、家族までが倒れてしまうことになりかねません。

そういうことが起こらないよう、精神科医は患者さんの立場に立つと同時に、家族の方たちにも十分気を配る必要があります。

7　うつ病が落ち着いてから治るまで

病気を治すのは結局のところ、患者自身の力である。こういってしまうと、突き放した言い方になってしまうが、このことはすべての病気について大なり小なりいえることである。精神医学ではこの患者自身がもつ力を「レジリエンス」と呼んでいる。精神科医が果たせる役割は、薬物療法にしろ、心理療法にしろ、サポート・ケアにしろ、患者がもつレジリエンスをいかに引き出すかに限られるといっても言いすぎではないかもしれない。そしてうつ病のばあい、そのレジリエンスの原資は、じつは日常生活の改善というごく平凡な事象に求められる。そのなかには、生活習慣の改善、仕事のやり方の見直し、人間関係の修復など、多彩な要素が含まれる。うつ病はある程度症状がおさまっても再発の危険が高い疾患である。病気をよく治し、再発を予防するためにも、悪い習慣をあらため、よい習慣を身に着けることが大切である。

退院するまで

新尾　私は、入院してからすぐに病院から会社に通いはじめています。人間の記憶とはあいまいなもので、一週間くらいは病院のベッドで安静にしていたと思い込んでいました。

広瀬　あなたが会社に出たいと強く希望していたのと、症状が絶対安静が必要というほどでもなく、不安焦燥が強いうつ病だったので、病院で悶々とされるよりは、会社に行って仕事の引き継ぎとか、心配ないようしてもらったほうがよいと判断しました。確か、午後だけ出勤していたようです。あなた自身が会社の経営者の一人であり、裁量権のある立場だったのでできたことですが。

新尾　だんだん思い出してきました。よもやうつ病で入院するとは思っていなかったし、仕事をぶちまけた状態で這うようにして入院したわけで、相手先に入院することを知らせ、仕事をお断りする必要がありました。社内での仕事の引き継ぎもありましたし、しばらくは会社に出る必要がありました。

広瀬　入院前最後の外来（二〇〇五年一月二四日）では点滴を五〇〇cc行っていますね。

新尾　ええ。その数日前から食事がまったくとれない状態になってしまったので、電解質の点滴をしております。点滴中は、頭の中を魑魅魍魎《ちみもうりょう》が飛び交うというひどい状態で必死に耐えておりました。

広瀬　その三日後（一月二七日）に入院しています。退院が二月二一日ですから、約一カ月弱の入院です。

新尾　入院をすすめてくださった井上雄一先生に、入院期間はどこくらいになるか尋ねたところ「二週間はかかる」といわれました。それを聞いて、二週間経てば退院できると思い込んでいました。そのため、入院後二週間経ったころに、広瀬先生に退院できるかどうか尋ねたことがあります。そうしたら、先生は「まだまだだね」とおっしゃった。そのお答えに、ひどく落ち込んだことを覚えています。

広瀬　でも、私は、入院二週間後にはずいぶん元気を回復されたようにみていました。そのころには、入院当初にあった悲観的なものの見方、うつ病の患者さんによくみられる取り越し苦労がずいぶん改善されたように見受けられました。職場のほうにもほぼ毎日一定時間出勤されるようになり、夕方病院に帰って泊まるという形で療養されています。それでも試験外泊はされていませんし、退院はまだ早いという意味だったのです。

新尾　ナイトホスピタルを利用しながら、実践的リワーク（職場復帰）プログラムを行っていたわけです。本格的な業務というよりは軽い仕事からはじめていったように思います。

広瀬　二月一〇日から一三日にかけて、自宅にいったん戻っています。そのとき奥様から「ずいぶんリラックスしているようです。食欲もあり、以前の状態に戻っているようです」というコメントをいただいています。このころから、退院しても大丈夫だと私は確信していました。

病気のことしか考えられなかった時期

新尾　それで、約一カ月入院したのち退院するわけですが、正直いって、退院したまではいいけれど、十分働けるという状態にはほど遠かったです。とにかく入院しているのがいやだから、元気であると装っていましたが、非常につらい状態が続いていました。

残業なんかとんでもない、九時～五時まで会社にいることも難しい感じでした。とくに朝がつらかったです。やっと寝床から出て会社へと向かうのですが、最寄り駅の前くらいから会社に行きたくない気持ちが頭の中に充満して最寄り駅を乗り過ごしてしまうのです。それで次の駅まで行って、思い直してそこで下りて、やっと会社にたどり着くということもありました。また会社の席にじっと座っていることができないんです。それで外で打ち合わせがあると嘘をついて山手線を一周したことが何度かありました。とても治っているとはいえない状態でした。

広瀬　私のほうは、井上先生の紹介で入院していただいたので、退院したら井上先生にお返しするという微妙な立場にいたために、退院後のフォローをすることができませんでした。入院期間も、あなたの希望を入れて最小限にとどめました。本来ならば、仕事を休んで自宅でのんびりする期間が必要だったように思います。皆さん復職したては五時が来るのが待ち遠しいようですね。また、朝家を出るまでと、会社に入るまでは身も心も重くなる人がとても多いのです。

新尾　でも、もっと入院していたかったといっているのでは全然ないんです。一日も早く退院したかったし、こういってしまうと失礼ですが、二度と入院したくないと思っています。

広瀬　新尾さんのばあい、仕事をしていないととにかく不安だという気持ちが強かった。ですから、あなたからはあえて仕事を奪わなかった。あなたのケースは、やや特殊なケースです。

新尾　私と他のうつ病の患者さんと異なる特殊事情として、私が仕事を通じて精神科医とのつきあいが多かったことがあげられます。ですから、仕事のなかで精神科医と話をする機会が多くて、そのなかで仕事以外に自分の病気についてアドバイスを受けたりすることができた。それが退院後、私が静養よりもすぐに仕事に戻った大きな要因だったと思います。

私が仕事を通じて非常によくおつきあいをさせていただいている精神科医の貝谷久宣先生は

「うつ病なんて仕事をしていれば治るものだよ」などと乱暴なことをおっしゃるのです。おそらく私の性格をよく理解しながらおっしゃられたのだと思いますが、そういう励ましというか、脅しのような言葉を浴びることで、なんとか仕事を続けることができたのではないか思います。

広瀬　うつ病の人を励ましてはいけないとよくいわれますが、愛情をもった励ましというか、なにかをしようとしている人の背中をちょんと押してあげるようなサポートは、うつ病の人にも絶対に必要だと思います。

新尾さんには、精神科医のサポーターがたくさんおられたことがよく作用したことは間違いありません。

新尾　そうでなければ、仕事をしながらすこしずつうつ病をよくすることはできなかったかもしれません。

それから、さらに脱線してしまいますが、二〇〇八年に精神科医の野村総一郎先生の『うつ病の真実』という本の編集をさせていただいています。この本は、私がうつ病になる前に企画されたものなのですが、出版はうつ病発症後です。この本の編集をしたのは私がうつ病を治している最中でした。こういう本を作ることで、自分としてはうつ病を克服したいという気持ちがありました。しかしそういう気持ちが強すぎたためか、この本を作る過程で野村先生とeメールのやりとりをしたときに、自分の現在の状態をくどくど書いてしまったのです。

あるとき、野村先生から「君は自分の病気にこだわりすぎている」とぴしゃりと言われたことがあります。そう言われて目が覚めたような気がしました。

当時は、自分の毎日の気分に振り回されていたというか、うつ病のことばかり考えていました。野村先生のいうところの「ぐるぐる思考」、認知療法でいうところの反芻《はんすう》思考にとらわれていた。抜け出られない状況を突破するためにうつ病を理解しよう、よく理解すればうつ病を克服できるはずと愚かにも考えていたのですが、どうもそうではないということが徐々にわかっていきました。当時は、理解の仕方がちっとも客観的でなくて、自分の症状にばかり目がいって、「どうしよう、どうしよう」という気持ちのほうが強かった。

本気で病気に立ち向かう

広瀬　退院から四年後の二〇〇九年三月から当院で外来を受けるようになりましたね。

新尾　そうです。当時も徐々によくなっていたのでしょうが、ここらできちんと治療したいという気持ちもありました。そして、S病院で広瀬先生に診てもらうことを境に状態メモを診察日にお渡しするようになったのです（一九五頁の「診察メモ」を参照）。

広瀬　外来の場所を替えたというのは、患者としてのある種の決心が感じられます。

新尾　入院した病院の外来に通うというのには若干の抵抗もありました。また入院させられるのではないかというトラウマがありますから。

広瀬　ここで診察を受けはじめてからもよくなったり、悪くなったりを繰り返してきましたが、総じて右肩上がりでよくなっていきましたね。

新尾　最も顕著な変化は、私の生活や思考のなかに占める「うつ病」の割合がどんどん小さくなっていったことです。それまで私の頭の中は常にうつ病のことでいっぱいでした。頭の中の八割、九割がうつ病のことを考えることに使われていたといってよいくらいです。

そして結果、「オレはうつ病かな?」と考えるくらいになっていきました。メモに何度も書いているように、広瀬先生に「私はうつ病でしょうか」と問いかけるようになっていきました。そのたびに先生は「うつ病です」と答えていらっしゃいました。

広瀬　Y睡眠クリニックでの診断は気分変調症になっています。

新尾　野村総一郎先生の見立ても気分変調症のようです。

広瀬　私は、うつ病が長引いて気分変調症のような症状が出たとみています。気分変調症のばあいは、あなたのようには治らないでしょう。

新尾　気分変調症は治らないのですか?　うつ病の概念ともかかわりますが、このあたりは微妙ですよね。私の現状は、ほとんど病気は治っているといってよいと思いますが、朝のうつ気分というのは、相変わらず続いています。いまではこの気分に慣れてしまったというか、もはや性格だといってよいかもしれません。

広瀬　いや。それこそ、うつ症状が残っているということでしょう。気分変調症はもっとだらだらとしつこいものなのです。気分変調症というのは抑うつ神経症と同義と考えていいもので、入社以来、ずっとそういう傾向があったというのであれば、気分変調症なのでしょうが、新尾さんは、発病のきっかけがとても明確で、白から黒への転換がみられる。学生時代からずっと灰色の気分が続いていたわけではないでしょう。神経質で心配性という性格がベースになっていることは間違いないですが、それ自身は病的なものではない。

新尾　うつ病と気分変調症では、性格傾向は異なるのでしょうか、それとも似ているのでしょうか。私は、一面ではうつ病になりやすい性格をもっていると思いますが、反面では、気さくで明るい性格の持ち主でもあります。

広瀬　気分変調症の人は全般的に性格が暗いように思います。うつ病の人は、うつ状態にあるときは暗いですが、もともと暗い性格の持ち主ではない。几帳面で心配性の人は多いですが。

見よう見まねの我流認知行動療法

新尾　外来でうつ病の治療を行う過程で、見よう見まねでいろんな治療に取り組みました。認知行動療法の市民セミナーに出たり、その関係の本も読みましたし、自分流の体操やストレッチも行いました。呼吸法、リラクセーション、軽いジョギング、散歩も行いました。

広瀬　軽い運動は非常に効果があります。あなたのうつ病はジョギングで治ったといってもいいかもしれない。ジョギングまでいけない人は散歩で十分です。

新尾　ジョギングについていうと、走り出すまでは非常におっくうで、走り出してからも五分間くらいは気分が悪いものです。しかし一〇分、二〇分と続けていくとだんだん気分がよくなる。少し疲れるぐらいになってくると、余計なことを考えずにすむようになっていきます。どうせなら、息があがるくらいやるほうが効果は高いでしょう。達成感もあります。もっとも、一時間以上は体力的にアップアップになるのでそれ以上はやりません。

広瀬　それでいいんですよ。走ることで、余計な考えをふっきることができるし、ランナーズハイといわれるように気分がよくなります。

新尾　人によって向き不向きがあると思うので、自分にあった気分転換法をみつけてほしいと思います。

ついでに、呼吸法についていわせていただきます。心理療法のセミナーにいくと、静かに深く息を吸ってゆっくりとはき出すという深呼吸が奨励されます。これは簡単で効果のある、とてもよいリラクセーション法だと思います。ただし、いろいろ細かく指導しすぎるきらいがあります。手の組み方や座禅の組み方とか、三秒吸って五秒かけて吐き出せとか、それを10セット朝・昼・晩やれ、とか。うつ病の人はつらい気分状態にあるわけですから、心理療法家がいうような理想型はできないわけです。五秒息を吐いている間に苦しくなってしまうことだってあります。

深呼吸も大事ですが、いちばん大事なのは姿勢だと思います。うつ病の人はどうしても姿勢がうつむきがちになります。深呼吸のいいところは、深く息を吸うには姿勢を正さないとできないというところにあります。

図7-1に示しましたが、上向いた姿勢をとるとよいように思います。これはどの本にも書いていないですが、二、三秒でできますから、推奨します。首筋のストレッチにもなり、自然に口の中に唾液が湧いてきます。うつ病の人は、口の中が渇いて嫌な気分になっている人が多いですから、試してみることをお勧めします。図をみてもイメージがわかない人は「背筋を思いっきり伸ばす」と申し上げるほうがわかりやすいかもしれません。

図7-1　2〜3秒でできるリラクセーション

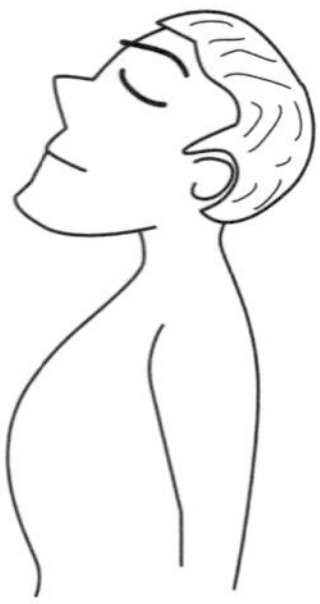

広瀬　外来治療というものは、月一度、診察に来て、主治医と話をし、薬を処方してもらうだけのものでは決してありません。一カ月の間に自分がどんなことをしたのかを報告するほうがよほど大事な作業だと思います。

新尾　ただしうつ病は、なにかしようという気分になることじたいが大変難しい病気なのがやっかいなところです。

広瀬　ジョギングや散歩に出られず、家の中でぐずぐずしている人が多い。それを引っ張り出すのは大変です。朝はいちばんおっくう感が強いので、私はそれが少しでも軽くなる夕方からの「夜の散歩」を勧めています。最初は誰かが誘って同行するのがよいのです。犬を飼っているのならば、家族内の役割分担として犬の散歩を義務づけるのもよい方法です。

とにかく、軽い運動がうつ病にとってとても効果があることは間違いありません。なぜ運動がよいのか。まず脳科学的にみると、運動をすると脳内麻薬様物質であるエンドルフィンなどが分泌されて気分がよくなるからという説明ができま

表７－１　散歩療法の効用と利点

・運動の効果
・気分転換、外界への関心の芽生え
・狭窄、萎縮した自我の拡大
・比較的早期から実行可能
・小さな達成感（快感）の獲得*

＊蟻塚亮二『うつ病を体験した精神科医の処方せん』（大月書店、2005年）より

す。つぎに、心理学的な説明をすると、たとえば散歩をすると、通勤時には気がつかないような季節のうつろいなどが観察できます。小さな花が咲いていることを発見するなどして、小さなよろこびと達成感を実感できるのも回復に有効です（表７－１）。

軽いジョギングができるようになれば、達成感も大きくなるはずです。

新尾　私は、回復過程で、散歩もジョギングもよくしました。散歩は無理でなければ、半端ではなく二～三時間くらいするといいです。二～三時間散歩すれば、本当にいろんな発見ができるものです。寺や神社がみつかりますから、一〇円ずつ賽銭を入れて、お参りすればご利益もあるかもしれません。また途中にみつけたカフェでお茶するのもいいのではないでしょうか。

広瀬　うつ病の人は、散歩に出る気になるまでが大変なんです。新尾さんは、いつごろから散歩する気になりましたか？

新尾　そうですね。やはりきちんと治療しなおそうと覚悟を決めてからですね。それまでは残念ながらその気になりませんでした。

広瀬　先ほど言いましたように、うつ病の人のばあいは、夜に出るのがいいかもしれません。知った人と出くわしたり、顔をみられないですみますし、睡眠をよくする意味でも、そのほうが効果的です。

仕事の負担を軽くする方法

新尾　これは人にもよるのでしょうが、だいぶ症状が軽快して以降は、私は土・日どちらか、あえて会社に行って仕事をするようにしていました。それは、月曜日に会社に行ったときに仕事が溜まっていて嫌な気分になりたくなかったからです。月曜日にやることを軽くするために、休日に数時間会社に行って地ならしするようにしていました。

これはいいことだったのでしょうか。それとも、やはり「土・日は休養したほうがいい、精神科医として勧められない方法だ」とお考えでしょうか。

広瀬　人によるでしょうが、ブルーマンデーにしないためには、それもひとつの方法かもしれません。正月明けやゴールデンウィーク明けに休んでしまううつ病の人は多いのです。なかには、連休中めいっぱい遊んでしまって仕事がはじまると会社に行けない人もいます。長い連休のさいには、連休二日前くらいにはレジャーを切り上げて仕事モードにしておいたほうがいいでしょう。

新尾　うつ病の人は正月休みとか、ゴールデンウィークは苦手なのではないでしょうか。

広瀬　本当のうつ病の人は一般的にそうだと思います。ところが、あとでもう一度お話しますが、逃避型抑うつのタイプはそうではなくて連休が明けてからが大変です。

新尾　私は、一週間会社に行かずにいると大変なことになっているのではないかと、心配でならないのです。ですから、はやく正月休みやゴールデンウィークが終わればいいと思って暮らしている。

広瀬　あなたは取り越し苦労をするタイプなんですね。そういうタイプの人が休みの日に会社に出て、仕事の負担をあらかじめ軽くしておくという方法は悪いことではありません。

うつ病は行きつ戻りつ徐々によくなる

広瀬　うつ病の人がよくなっていく過程で最後まで残るのが「おっくうさ」だと思います。これに負けてしまってはうつ病を克服していくことはできません。では、どうしたらよいかということですが、まず自分のやりやすいことからはじめてみるということでしょう。趣味がある人は、趣味を再開してみるといいでしょう。そこで得た達成感があれば、それを元手に自分のできることを徐々に広げていけばよいのではないでしょうか。

気象キャスターの倉嶋厚さんは重いうつ病に苦しんだ方ですが、『やまない雨はない』（文春文庫、二〇〇四年）などすばらしい闘病記を書いています。彼は、自分の闘病記を書くことによってそれが評価され、そのことを快復に役立たせています。うつ病の人は自信を失っているわけで、倉嶋さんのように一気に快復するということはなかなか難しいけれど、なにかきっかけをつかむことが大切です。

新尾　きっかけというものは人それぞれ違いますね。サラリーマンが職場復帰してうつ病を克服していくばあい、あるときチャレンジする機会が訪れます。それに成功すれば、自信になるし病気の克服にもよい効果があるけれど、失敗すればダメ出しされたことになって立ち直れないかもしれない。

広瀬　この点は非常に重要で、会社や会社の同僚が気を使って、上手にサポートしていく必要があります。

新尾　多くの人がそうだと思いますが、順調に一本調子で快復していくのではなくて、紆余曲折を経ながら快復していくのではないでしょうか。私も、「診察メモ」（一九五頁を参照）を

表7－2　ベックのうつ病評価表

点数	うつ状態のレベル
0～10	この程度の落ち込みは正常範囲です。憂うつな状態です。気分転換をしたり、信頼できる友人と時間をともにするとよいでしょう。
11～16	軽い**うつ状態**です。危険信号。 悩みごとがあるばあい、信頼できる友人に相談するか、精神科の先生に相談してもよいでしょう。
17～20	臨床的な意味での**うつ状態**との境界です。専門家の治療が必要です。
21～30	中程度の**うつ状態**です。専門家の治療が必要です。
31～40	重い**うつ状態**です。専門家の治療が必要です。
40以上	極度の**うつ状態**です。専門家の治療が必要です。
問9の設問	**自殺しようとまったく思わない**

ベックのうつ病評価表は「憂うつであるかどうか」「将来について悲観的かどうか」など4択式の21の質問からなる。21の質問に答えると点数化される。問9は「自殺」についての設問となっている。

読んでもらえばわかるようによくなったり悪くなったりしています。

インターネットには「ベックの（自記式）うつ評価表（ＢＤＩ）」が載っていて、簡単にテストできます（表7－2）。きのうやってみたら12点でした。

うつ病がよくなってきてからおおむねこの数字が8点～12点台なのですが、一時20点台～30点台に落ちたことがあります。その理由ははっきりしていて、当時は母の介護が関係していた。

しかし私は幸いなことに、ＢＤＩの点数がどんなに悪くなっても、自殺願望だけはありませんでした。ＢＤＩの質問9は自殺願望を問うものになっています。この質問9はＢＤＩでおそらく最も重要とされている項目です。

消えてなくなりたいとか、交通事故に遭って

写真7-1　この先行き止り

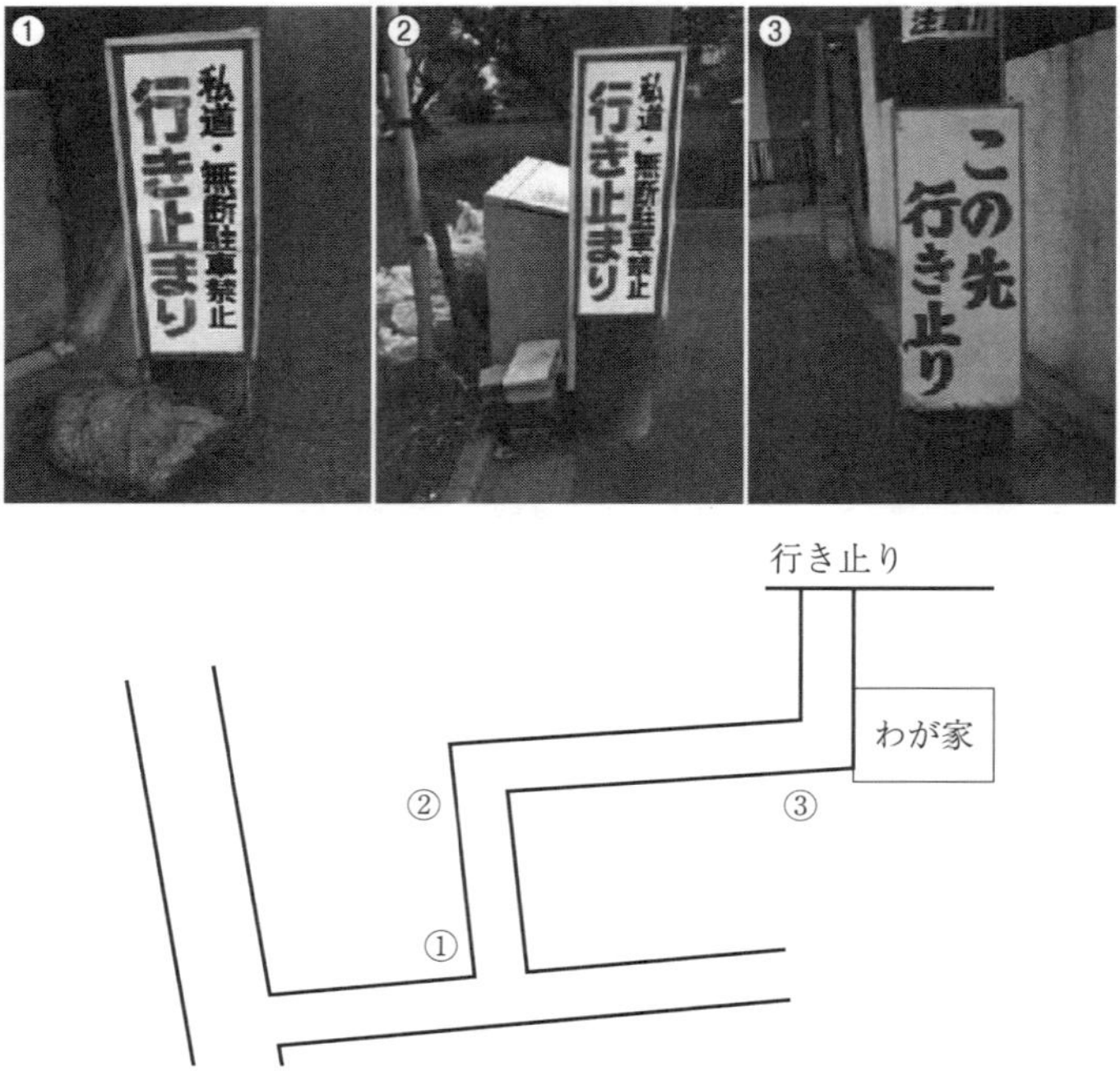

いっそのこと死んでしまいたいとまでは思いましたが、自殺しようと思ったことは一度もありません。これはたぶん家庭環境に恵まれたことによるものと思います。

広瀬　希死念慮と自殺願望を区別することがありますが、新尾さんには「消えてなくなりたい」という希死念慮はあったのですね。ところで、こういっては失礼ですが、お母様が亡くなられ、心配事がなくなってほっとしたようですね。

新尾　母の介護についても、

いってしまえば、取り越し苦労なのですが、母を介護しているときに、どんな気分だったかというと、写真7-1をみてもらうとわかりやすいと思います。

私の住んでいる家は袋小路になっていまして、くの字型の路地三カ所に「行き止まり」の看板が立てられているのです。しかも三つ目の、わが家にいちばん近いところに「この先行き止り」と念を押すように看板が立てられている。この、誰がみてもなんの変哲もない看板が、調子の悪かったころの私には、「お前の人生、この先行き止り」と読めたのです。

広瀬　「あなたのうつ病は、この先行き止り」と読めばよかったのですよ。

新尾　なるほど、それが認知の再構成というやつですね。そのとき、先生に相談していればよかったですね。このことを妻に話したら、取り合ってもらえず「考えすぎよ」と一笑にふされてしまいました。

求められるうつ病への社会の理解

新尾　このように、悪く考えればきりがないことがたくさんあるわけです。しかし、まあよくなったり、悪くなったりしながらも、あきらめずに時間をかけて治療すれば、かならずよくなると、ここまで読んだ読者には感じてほしいと思います。過ぎてしまえば笑い話になるようなことで苦しんでいることも多いのです。

また、一〇年以上の闘病期間がずっと灰色で無であったかというとそうでもなくて、振り返れば仕事上も家庭の中でも意外に大きな果実を実らせているわけです。あの灰色の苦しい時期にけっこういい仕事をして、いい思い出をつくっているのです。ところが、うつ病の真っ只中にいるときはそれにまったく気づかない自分がいるわけです。これはおもしろいことだと思います。

広瀬 うつ病では悪いほうにしか考えられないのです。ところが、病気を克服した人は病気をしていない人よりも強くなっていることは間違いありません。

新尾 私のように、五〇歳で発病し一〇年くらいうつ病を患っていると、病気で調子が悪いのか、たんに歳をとって疲れやすくなっているのか、よくわからなくなります。

広瀬 疲れやすさは最後まで残りやすいうつ病の症状のひとつでもあります。歳をとっても疲れない人もいるから、一部分はうつ病のせいなのではないでしょうか。

新尾 しかし先生、歳をとっても疲れない人とくらべてはいけません。六〇歳過ぎたらがんばらないのがいちばんですよ。

広瀬 でも、なんでも歳のせいにする困った医者が一方でいますからね。膝が少々痛くても、多少がんばって運動するとよくなることがあります。大事をとって安静にするとかえってよくないことが多いのです。

新尾　うつ病の人のばあい、寝床に閉じこもったまま出てこない人がたくさんいるでしょう。そういう人をどうやって散歩にひっぱり出すのですか。

広瀬　家族に根気よく説得してもらうしかない。

新尾　しかし、患者にしてみたら無理じいされたらいやじゃないですか。とくにうつ病の人はそういうのがいちばん苦手なはずです。何度も押し問答しているうちに、家族も根が尽きて家族関係も悪化してしまいます。それから家族がいる人はいいけれど、一人暮らしの人もいるでしょう。

広瀬　そういう人はそれこそ入院治療がいちばんよい手段です。在宅治療で行き詰まっている例が多いのです。自宅療養では人目をはばかってウィークデイに散歩できない人もいます。

新尾　その点、私がラッキーだったのは、私が発症した二〇〇四～〇五年はＳＳＲＩが日本で発売されたまもなくのころで、製薬メーカーがこぞってうつ病の掘り起こしを積極的に行ってくれたことです。著名人、たとえば木の実ナナさん、小山明子さん、高嶋忠夫さんたちがうつ病であることをカミングアウトしてくださって、うつ病に対する世間の見方があらたまった時期でした。ですから、その一〇年前だったらうつ病であることを隠したかもしれませんが、その必要がなくなった。私がうつ病であることを伝えると理解してくれたばかりか、じつは僕も数年前そうだったといった話になって、あまり恥ずかしい思いをしないですむようになりました。この変化は非常に大きいと思います。

新型うつ病と逃避型抑うつ

広瀬　うつ病がコモンディジーズ（ありふれた病気）となったということです。逆に今日では、増加した若者のうつ病に「新型うつ病」という言葉が独り歩きすることによって、うつ病に対するマイナスイメージが新たにできつつあります。うつ病の人は総じて働き者で真面目な人だというイメージができあがっていたのに、そうともいいきれないということになってしまった。しかし「新型うつ病」は誇張して取り上げられすぎており、マスメディアの論調にはより冷静さが求められると思います。

第2回「うつ病を理解する」でも少しお話ししましたが、私は新型うつ病のはしりともされる「逃避型抑うつ」を一九七七年に発表しました。*

＊広瀬徹也「〝逃避型抑うつ〟について」宮本忠雄編『躁うつ病の精神病理2』（弘文堂、一九七七年）

それは、おもに大企業に勤める若いエリートサラリーマンが一見ささいな仕事上の負担やプライドを傷つけられる出来事のあとから寝込んで欠勤（突発休）をするようになり、その後は出社しようとしても不安、恐怖から会社に行けなくなる一群を指すものです。仕事には行けなくなっても趣味や遊びはできることから、逃避型抑うつと名づけたのですが、企業社会に特化してみられることから、逃避型抑うつは括弧に入れて、出社困難症とか欠勤症と呼ぶほうが無難かと考えています。逃避型抑うつは逃避心性に焦点を当てたもので、専門家同士の学問上の理解に役立つものですが、患者本人や企業関係者に説明するには抵抗があるからです。その特徴をお示しすると次のようです。

---

①連休後や月曜日に欠勤しがち。
②抑うつ気分や希死念慮は目立たず、おっくう、だるさなどの抑制、倦怠感、疲れやすさが前景に出て、寝込みがちとなる。
③趣味の活動は比較的活発で、欠勤中の活動が批判の的になりやすい。
④出社恐怖の症状が出やすく、会社に近づくと不安が強くなり、家に引き返したり、喫茶店などで一日過ごしたり、極端な場合は遁走（蒸発）がみられる。
⑤評価に過敏であり、認めてくれる上司のもとでは軽躁を思わせるほど張り切り、よい成果を

あげることもあるが、逆の場合は極端に落胆し、欠勤となりやすい。反省、自責の念にとぼしいが、さりとて上司や会社を表立って攻撃することはしない。
⑥転職に走ることはなく、休職期間満了までとどまる傾向がある。
⑦病識にとぼしく、自ら受診することはまれで、上司、妻、親などの強いすすめで受診する。ただし、いったん入院すると模範患者となる。
⑧典型的には三〇歳前後の高学歴の男性が多く、女性にもてる傾向があり、既婚者がほとんどである。
⑨抗うつ薬の効果は初期にはある程度みられるが、限界があり、自己愛性やプライドの高さを扱う精神療法や集団認知行動療法が必要となる。
広瀬徹也「逃避型抑うつ再考」広瀬徹也・内海健編『うつ病論の現在』（星和書店、二〇〇五年）より

逃避型抑うつはもう四〇年近く前の話ですが、近年の新型うつ病ブームは二〇〇五年にいまは亡き樽味伸先生がディスチミア親和型うつ病を提唱して以来、起こりました。ディスチミア親和型うつ病は、規範や秩序に背を向けがちな若者がささいなことをストレスと感じて仕事を休んでしまうのが特徴ですが、仕事は休んでも趣味はできるところをマスメディアがとらえて「新型うつ病」と宣伝したことで大きな話題となりました。

その点で、ディスチミア親和型うつ病と逃避型抑うつは共通点がありますが、先にあげたように異なる点も多く、逃避型抑うつが「新型うつ病」として扱われることには同意できません。また、両者とも適応障害とされがちですが、逃避型抑うつはわが国独特の非定型うつ病に近く、ディスチミア親和型うつ病は抑うつ神経症ないしは気分変調症に位置づけるほうがより正確であると思っています。

うつ病＝人生病

新尾　うつ病を生活習慣病のひとつであるという方もいますが、私は、うつ病は「人生病」ではないかと考えています。つまり、自分の人生そのものを見直すことによって初めてうつ病を治すことができるのではないかということです。

うつ病になりました。会社を休職し、薬を飲みました。よくなりました。じゃあまた、元通り働きましょう、という具合にいけば、万々歳なのでしょうが、そんな具合にうまくいくことは少ないのではないでしょうか。

これまでの人生の無理がたたってうつ病が発症しているわけですから、これまでのような無理はやめるという「あきらめ」が必要だと思います。子どもの頃からの生育環境なども微妙に影響しているとすれば、それをいまさら変えようがない。

しかし、人生を振り返り、とらえ返すことで、自分の欠点があまり出ないように、長所を伸ばすように、自分との折り合いをつけながら、生活を修正していくことは可能です。そしてそれこそが、うつ病の上手な治し方ではないかと思います。

広瀬　あなたと同じように、自分の人生を振り返って、生き方を変えるべきところは変え、新たな人生を過ごしていこうと決めた方たちを、私は何人も知っています。それがいちばん理想的なうつ病との付き合い方、治り方だと思います。病気にかかったことをマイナスではなくプラスすることができるには、患者さんにそれなりの洞察力が必要になります。

それから、うつ病の人は後悔の念がどうしても先立ちますから、あきらめる能力というのも、うつ病の人には必要かもしれません。それによって初めて新たな推進力が得られるのです。プロ野球の選手や監督が試合に負けたあと、「明日から切り替えていきます」とお決まりのセリフを述べますが、そのとおりで「心の切り替え」はとても大切です。

新尾　また、負け試合から学ぶことも多いのです。二〇〇五年の入院から数えて一〇年が経つわけですけれど、この一〇年間人生がストップしていたかというと、全然そうではありません。その間歳をとって老化したことは否めないにしても、いい経験もしてきました。好不調の波はもちろんあったけれど、振り返ればできることは徐々に増えてきています。

ひどい状態のときは自分のこれまでの人生は百パーセント失敗で、将来も百パーセントだめだと考えていました。

広瀬　そのとき、恨みの気持ちはありましたか。

新尾　いや、それは考えませんでした。もっぱら自責の念ばかりでした。

広瀬　最近の若い人のうつ病の例では、人を恨む気持ちが前面に出ることがあります。

新尾　そうみたいですね。親のせいだとか、兄弟のせいだとか、上司のせいだとか、とおっしゃる人がいます。本当にそうなのか、どうなのかわかりませんが。

広瀬　そう考えてしまう人は、えてしてうつ病の治りが悪い。

新尾　私が両親に感謝したいのは、愛情たっぷりに育ててもらったことです。子どもの頃に虐待を受けていたり、両親の仲が悪かったといった経験をしていたならば、もっと病気はこじれていたと思います。

広瀬　それから新尾さんのばあい、良き伴侶に恵まれたことが快復に大きな助けとなったことを忘れていけません。奥さんがあなたの良き主治医であったといってもよいくらいです。

新尾　そうですね。また、子どもの存在にも救われたように思います。子どもがいるから治らなきゃいけないと考えたということでは負荷だったかもしれないけれど、子どもって親がだめでも育っていくものです。入院した頃、小学生だった下の子はもう大学生ですし、上の子は私が快復途上にあるときに何度も海外旅行に誘ってくれました。毎回、時差ボケ＋睡眠障害、おまけにインドに行ったときは薬をもっていくのを忘れて往生しましたけれど。

孤独であるよりは全然ましだった。なので、孤独でがんばっている人にはこの本は役に立たないかもしれません。

広瀬 しかし家族に恵まれていても、遺書を書いて亡くなってしまう方も大勢おられる。家族をもっていても、一定の割合の人たちは孤立した生き方をしています。でも、それは考え方しだいで変えられます。仲間を求める努力をすれば、孤独は解消されるのです。

新尾 そう考えると、また振り出しに戻って自分はうつ病だったのか疑問になるんです。たんなる気分変調症ではなかったのか、と。

広瀬 いや、やはり相当プレッシャーのかかるライフイベントのなかで発症しているのですから、正真正銘のうつ病ですよ。また、気分変調症がうつ病より軽いとはいいきれません。

新尾 現在、還暦を迎え、早くも心配しているのは、そのうち老年期うつ病になるのではないかということです。こういうところが心配性たる所以だと思うのですが。老年期のうつ病というのは、壮年のうつ病とは違った性質をもっていると聞きます。

広瀬 老年期のうつ病は、年とともに多くなる喪失体験によってなることもあるし、あるいはからだの病気を気にしてなることも多いのです。がんでないのに自分はがんだと思い込んで、心気症気味になって、自殺してしまうことがあります。

新尾　そうならないように、いまからこころの準備しておこうと思います。

広瀬　すでに再発予防の準備は相当されているので大丈夫だと思いますけれど、取り越し苦労をなさらないでくださいね。

新尾　わかりました。診察後の貴重な時間を何度もインタビューに割いてくださり、本当にありがとうございました。

診察メモ

（診察時に広瀬先生に手渡していたメモ）

退院し、仕事に復帰したものの、状態は一進一退を続けていた。二〇〇九年三月から月一回の外来を、入院治療でお世話になったＳ病院に変え、きちんと病気を治そうという気持ちなった。そのさい、主治医の広瀬先生の診察時に状況を伝えるべく、Ａ４紙一枚にまとめ、提出するようにしたのが、以下のメモである。一部しか残っていないが、病状は一進一退するものだということを示すため、退屈かもしれないが、時系列的に掲載する。

二〇〇九年五月以前のもの、一一年一一月以降のものは見当たらない。おそらく二〇〇九年五月以前は、その場をしのぐことが精いっぱいで病気に立ち向かうという姿勢にならなったため、一一年一一月以降はうつ病がだいぶおさまり、うつ病というものが、生活を支配しなくなったためであろう。いちいちメモするのがばからしくなったのである。うつ病が治るとはどういうことかと問われれば、病気であることを気にしなくなる状態になることだ、といえるのかもしれない。（新尾）

《二〇〇九年五月》

■認知療法セミナー

ある会の認知療法入門セミナーに参加しました。グループでの認知療法の学習で、カウンセリングではありません。

その場で簡単な心理テストを行いました。

それによると、小生は「すべき思考」が強く、「業績依存的」「完全主義的」で「強いられているという感覚」が強い。「消極的攻撃性」の持ち主で、「絶望感」があり、「欲望の欠如」がみられるとのことでした。前半は、思い当たる病前性格ですが、後半は「うつ」になってからみられるようになった「症状」のように自分では解釈しております。

ややこしい言い方をすると、小生は、「他人からどのようにみられているか」については無頓着であるが、「自分が他人からどのように思われたいか」を気にするタイプです。簡単に言うと、「自分と他人とを比較したがるタイプ」「自分が他人よりも劣っていると考えて、劣等感、嫉妬心を燃やすタイプ」であると思います。

そのように自己分析しつつ、ではどのようにそれを解決していけばよいかが今後の課題です。

■この一カ月の状態

一進一退を続けながらも、薄皮をはぐようによくなってきているように思います。

ゴールデンウィークに朝のジョギングを欠かさず行いました。今後も続けるつもりです。

またスポーツ欄を除いて新聞が読めなかったのですが、一日一本の記事を切り抜くという目標を立て、徐々に読めるようになっています。

ただ睡眠はうまくいっておりません。ロヒプノール1mgでは眠りが浅く、いやな夢を見たり、夜中に起きてしまい、以前処方していただいたマイスリーを足したり、メイラックスを足して寝るようにしています。眠剤に関しては再度見直しが必要と思われます。寝起きは、仕事がオフのときは比較的いいです。連休明けも好調が持続するとよいのですが。

その他、主な症状は大きく二つに分かれます。一つは、焦燥感・いいしれぬ（もしくは具体的な物事に対する）不安感であり、もう一つは、ぼーっとして考えがまとまらないフラフラ感です。それがあわさって強になり弱になり、全体症状を構成しております。

ただ一日のうち、ふと気の晴れることが一日一、二時間くらいあります（午後仕事がひと段落したとき、なにかこころが晴れるようなことがあったり、温かいひとことをかけられたとき、仕事が終わったとき、入浴時、就寝前など）。

ジェイゾロフト、アモキサンのどちらかはわかりませんが、効いている感じがします。一般的に薬の効き具合をどのように判断すればよいのかわからないので、その確かめ方をお教え願えれば幸いです。

《二〇〇九年六月》

■この一カ月の状態

徐々にですが、確実に回復基調にあります。

認知療法入門セミナーは二回目に出ましたが、はやくもマンネリ気分です。

休日のジョギングは続けていますが、雨天の日が多く、実行日は半分くらいでしょうか。

現在できないことは、本屋に行くこと、出張に出ることぐらいです。ただ、まだ課題はかなり残っています。

最大の課題は、いまだに睡眠です。リスミー＋レスリンにしていただきましたが、眠りが浅く、また早朝覚醒（睡眠時間は五時間程度）で目が覚めてしまいます。井上先生に処方していただいていたアモバン＋メイラックスに戻したほうがいいかもしれません。相変わらず、寝起きの気分が悪いです。睡眠がうまくいっていないのが一因かもしれません。

疲労感、ふらつきは相変わらず続いています。

会議・打ち合わせが苦手です。一時間以上になると気力が続きません。集中力に欠け、原稿も一時間くらいしか、読み続けられません。とくに翻訳物の原文にあたるのが、面倒に感じられます。

著者や読者から電話がかかってくると、苦情の電話ではないかと思わず電話に出ることがためらわれます。

母が認知症＋寝たきりで、「老健」に入所中なのですが、その見舞いが面倒です。

連休明けより、五十肩に悩まされています。軽度な身体症状ですが、過緊張からきているのかなとも思います。

《二〇〇九年七月メモ》

■この一カ月の状態

順調に回復してきた六月中旬に、仕事・私生活で、すこし背伸びし、結果、うしろめたさがどっと出て、一週間ばかり落ち込みました。ただし、落ち込んだ気持ちも時間の経過によって元に戻るということもわかりました。

異常なほどくよくよする、人によく思われたい気持ちが強すぎ、思ったようにいかないと自責の念が強まり、落ち込み、またいらいらがつのります。また先のことを考えるときに、うまくいかないのではないかと、ひどく心配になります。自称「全般性くよくよ病」「全般性心配性」です。

「私はうつ病なのでしょうか?」ご質問致します。

身体症状としては、疲労感、肩こりが続いています。

睡眠はレスリン・アモバン・リスミー各1錠で眠ることができるようになりました。睡眠時間は六時間、あと三〇分は寝ていたいのですが、まあ安定しているといってよいでしょう。

抗うつ薬は、ジェイゾロフト3錠、アモキサン2錠、レスリン1錠にしていますが、薬が効いているのか、各薬のコンビネーションが適当かどうか、実感できません。薬が効いているかどうかはどのようにみればよいのでしょうか。

■ベック自記式評価は13点。

《二〇〇九年八月メモ》

■アモキサンが切れて以降、不調

薬の数え違いか、七月二三日にアモキナンが切れました。その影響からか、二五日から不調です。二日酔いのようなむかむか、ぼーっとした感じ、異常発汗、鳥肌、ざわざわ感、食欲不振、自分の口臭・体臭が気になるといった症状が出ています。

午前中のほうがかえって調子がよく、午後三時過ぎに疲れがどっとでるといういままでと逆のパターンになっています。意外なことに仕事中のほうが気が紛れてかえって折れずにいられます。休みの日にのんびりすることができません。

たんなる夏バテかもしれませんが。

■私はうつ病でしょうか

心配病、くよくよ病、いわゆる神経症的な傾向が強く、いわゆるメジャーなうつ病治療が効果をもつのか、疑問になってきました。軽症うつ病とはこんなものなのでしょうか。薬物療法がどこまで効果的なのか。先生のご専門にも関係するところなので、ご意見をうかがいたいと思います。

《二〇〇九年九月メモ》

■まあまあの調子が続いています

いらいら感、疲れ、肩こりが続いているものの、まあまあな状態が続いています。ただかつての半分程度のパワーしかないので、仕事などがどんどん溜まってしまい、時折あっぷあっぷ状態になります。不思議なことに、現在は一日のうち朝のほうが快調です。

■上記のように、おもな症状は身体症状ですが、「人生あまり面白くない」感は根強くあります。せいぜい家族に迷惑がかからないように、後何年生きればいいのかとためいきが出るといった、あまりほめられない感情に相変わらず支配されています。

■職場のストレス因のひとつに、eメールがあります。eメールを出したあとで、大変失礼なメールを出したのではないかと思い、その日じゅう、不安にかられることがしばしばです。この感覚がずっと溜まりに溜まって、負荷になっている気がします。テクノストレスの一種だと思うのですが、みなさんどのように対処しているのでしょうか。うまい対処法があれば、教えてください。

■私の好不調をはかるバロメーターの睡眠は、一日六時間くらいです。リスミーがなくなり、半錠でつなぎましたが、さして悪い変化はみられませんでした。あと一時間熟睡できれば、昼間、それほどガス欠にならないように思えます。
■ベックの自記式評価は12点。七月が13点でしたから、ちょっと改善したようです。

《二〇〇九年一一月メモ》

■母に続き、父が入院。ばたばたして、九月よりも調子が悪くなりました。気疲れ、ぼーっとする感じ、肩こり、歯痛、いらいら、無力感、罪悪感などが始終あります。ただ対処法（自分なりのリラクセーション法）があるので、大きく崩れることはありませんでした。
■調子が悪いときは朝の出勤がつらいです。帰宅後、くつろぐと二時間くらいいい状態になります。
■本は読めるのですが、新聞はあまり読めません。もっとも経済不況のしめった記事、民主党のわけのわからない政策関連記事など読みたくないというもっともな理由もあります。
■いまいちばん効果があると思うのは、休みの日のジョギングです。二～三キロ走るとそれなりに気分が晴れます。
■私の好不調をはかるバロメーターはやはり睡眠です。リスミー1㎎は現状ではちょっと足りないかもしれません。
■ベックの自記式評価は15点。先月が12点でしたから、多少悪化しています。

《二〇一〇年一月メモ》

■先月にくらべほとんど状態に変わりはありません。
■朝目が覚めたときのいやな気分がまた始まりました。
■「情けない人生だ」「自分は敗北者だ」「消えてなくなりたい」という気持ちが四六時中というわけではないですが、ちろちろと浮かんでは消えします。
■なにかにつけ、あせりを感じ、ものごとの結論を早く出したがる傾向があります。
■薬はアモキサン2錠で状態を保っています。
■なんと三月初めにヨーロッパに貧乏旅行をすることに決めました。
■土日に野暮用が多く、ジョギングがおろそかになりがちです。走り終わったあとは気分がいいので、続けたいです。

《二〇一〇年四月メモ》

■この一カ月の状態

かなりよくない状態です。この世からいなくなりたいという気持ちが強いです。

仕事で失敗が続き、成績も悪く、仕事が苦痛で気持ちが入りません。

両親の介護が面倒です（たいしたことをやっていないのですが）。入院費と介護費用など経済的なことが心配です。

自分の無能感・無力感を強く感じます。

話せる友人がおらず、孤独です。

眠りが若干浅いです。

食欲はあります。

家族の平凡さに救われています。

■ベックの自記式評価は25点。

《二〇一〇年五月メモ》

■残念ながら悪い状態が続いています。

■周囲の人に自分の存在が迷惑をかけているという気持ちが非常に強まっています。いっそ死んでしまったほうがまし、と思うこともあります。

■仕事には行っています。始業時より五～一〇分遅れることが多くなりました。まったく労働意欲がなく、だが仕事はあり、かつては一日でできた仕事が一週間くらいかかる感じです。このままでは仕事に破綻が生じそうです。

■仕事や生活上のミスが目立つようになりました。判断ができない、間違った判断をする、なくしもの、アポイントの間違い、手紙の宛名の間違いなど。

■唯一の家事手伝いである食器洗い、熱帯魚の水槽の掃除が面倒です。

■母と父の見舞いや介護をしなければならないと気ばかりあせって、じつはなにもしていません。母の入院費がかさんで、来年には経済的に破綻が生じそうです。

■カレーや餃子など、刺激の強い食品が苦手になりました。

■口の渇き、寝汗、目のかすみがあります。

■一日二時間くらい、ほっとする時間があります。
■ジョギングができなくなってから二〇日が経ちます。腕立て、スクワットはしておりますが。
■ベックの自記式評価は32点。

《二〇一〇年六月メモ》

■悪い状態が続いています。なんとか低空飛行ながら、会社に通い続けています。一年前・半年前より確実に悪いです。
■仕事に身が入りません。だらだらと時間をつぶし、ほとんどなにもしないまま勤務が終わってしまいます。仕事にはりあいがないという状態を越えて、仕事が苦痛になってきました。身が入らないので、ミスも多くなり、そのミスに対して自己嫌悪し、堂々めぐりになっていきます。つくづく自分が甘ったれだなと感じます。
■朝のうつ気分は、先月よりも軽減しました。
■身体症状が出ています。疲れ、頭がぼーっとする、肩こり、からだの緊張、嗅覚過敏、のどにつかえ、寝汗、目のかすみ。
■精神症状。いらいら、焦燥感、情けなさ、むなしさ、孤立感（死にたい、絶望感が薄れたという意味では精神症状は軽減しているように思います）。
■一日二時間くらい、ほっとする時間があります。
■ジョギングを週一日に減らしながら、再開しました。最初はおっくうですが、汗をかく頃になると、気分が楽になります。
■ベックの自記式評価は17点（先月の32点から改善）。たぶん母親が他界し、心配事がひとつ減ったためと思われる。うつ病というより、気分変調症、全般性不安障害に近いように感じます。
↓認知療法をばかにせず、まじめに取り組みます。
↓薬物療法の量・種類はこれでよいのか。

《二〇一〇年七月メモ》

■六月二三日に診察を受け、メイラックスを処方していただいたところ、六月二五日から、身体症状のほとんどがなくなりました（ひどい疲れ、頭がぼーっとする、肩こり、からだの緊張、嗅覚過敏、のどにつかえ、寝汗、目のかすみなど）。昨年の秋と同等くらいに状態が快復しました。ただし、午前中はだるさ、眠さがあります。

■私の不安症状について。Anxiety はありますが、Fear はほとんどありません。症状としては強烈なあせり、緊張などです。そのような症状にメイラックスがこれほど効くとは、驚きです。仕事上の失敗も減り、それにつれて日常生活上の強迫症状もほとんどなくなりました。ゆったりとものごとに取り組むことができます。
■朝のいやな症状はまだ若干ありますが、以前ほどではありません。ただし週末に通いで父の介護に行くのですが、毎回憂うつです。
■母の遺産・遺品の整理が遅々としてすすんでおりません。が、先は見えているので、こちらも重荷がおりました。
■仕事がやりがいのなさは相変わらずですが、いまの職にしがみつかず、いつでも辞めてやろうという構えにしてから、それほど毎日はつらくなくなりました。先生の「うつ」の本、是非とも作らせていただきたいと思います。
■睡眠はアモバン0.5錠で間に合っています。レスリンは不要では。また、にがいアモバンをリスミーあたりに変更しても眠れるのではないかと思います。
■認知療法は手つかずです。
■ベックの自記式評価は9点（すばらしい！）。四月25点→五月32点→六月17点→七月9点と大幅改善しました。

《二〇一〇年一二月メモ》

久しぶりに、経過をご報告致します。
■職場に関してですが、昨年一二月より、一年契約で編集顧問として働かせていただいております。来年も雇用契約を一年延長致しました。電子媒体の隆盛で活字メディアは風前の灯火ですが、あと一年くらいは仕事があるでしょう。先生の著作もそろそろ世に問いたいと希望しております。お願いしたいのは概念の隙間（interface）を埋めるような考察です。うつ病圏を中心として、「うつ病と双極性障害の間」、「うつ病と不安神経症の間」、「メランコリー親和型と『新型うつ病』の間」、「重症と軽症の間」、「うつ病とパーソナリティディスオーダーの間」……など、カテゴリー化されたことによってかえってあいまいになっていることどもについての考察です。それ以外にこれまで先生がお書きになったもので、成書化されていない原稿・論文が貯まっていましたら、是非読ませていただきたく存じます。
■現在の症状ですが、朝のいやな気分、全体的な易疲労感、出張や会合などに出ることへのおっくう感です。

■また仕事が軌道に乗るまでの強い焦燥感、仕事が終わったときに感ずる後悔の念、自責の念がまだあります。仕事への熱意はあまりありません。生活のために仕事をしているという感じがぬぐえません。

■年末年始は父親の介護と、この二年間たずねることができなかった福井の義母への挨拶などに費やすつもりです。

■薬について。抗うつ薬はアモキサン2錠、ジェイゾロフト2錠で可もなく不可もないという状態です。もうしばらくこの状態を続け、状態が安定すれば減薬を検討してもよいのではないでしょうか。抗不安薬メイラックスは毎日でなく頓服にしてもよいかもしれません。睡眠薬はリスミー1錠ではやや足りない感じがしますが、ハーブのカプセルを1錠足す、運動する、リラクセーションなどで眠ることができます。多少便秘気味です。

＊この間に東日本大震災が起こった。三、四月は自分のことよりも日本全体のことのほうに関心が向いていた。そのため、メモが途絶えた。

《二〇一一年五月メモ》

■状態1：トンネルを抜け出て、少し明かりがみえます。状態はうつ病にかかる前を100点とすると68点くらい。

■状態2：気候がよいせいか、気持ちが楽な時間が増えました。

■仕事1：仕事には定時に行っています。自宅のパソコン環境を改善し、自宅でも仕事ができるようにしました。それによって片づかない仕事は自宅でやっています。それがとくに負担になるということもありません。

■仕事2：仕事中に眠くなる、疲れやすい、根気がないという状態は変わっていません。会議や出張は出かける前におっくうさを感じます。仕事に身が入らない。無力感を感じます。半ば給料どろぼうのような状態が続いています。

■家庭1：実家に行って父親の面倒を週一でやっていることを口実に、家事はほとんどやりません。妻は文句を言いたそうですが、その反面、家事を仕切りたいという気持ちもあるようで、とくに不平を口にしません。それに便乗しております。

■家庭2：父親の介護で自分の時間がつぶれるのは困りものですが、多少役に立っていると考えれば、これまでの恩返しでもあり、苦になりません。
■食欲：食欲は普通です。酒は弱くなりましたが、中一日でビール中瓶1本くらいあけます。
■身体：易疲労感があります。喉のつまりを感じます。眠りはリスミー2錠でぐっすり、1錠では少し足りないというくらいです。
■精神：朝は気分が重たい、ちょっとしたつまずきであたふたするということは続いています。
■運動：ジョギングを再開しました。これは非常に効果があります。
■ベックの自記式評価は14点。

《二〇一一年七月メモ》

■状態：病気になる前の七割くらいに状態が戻っています。病気になる前とくらべられること自体、大きな前進だと思います。
■仕事1：大震災時の反動から、六月くらいから仕事がかなり忙しくなりました。現在五～六点の書籍の編集を同時進行しております。年齢、親の介護、暑さ、精神的脆弱性により、処理能力はかつての六割くらいです。九月の決算期に近づき、出版点数の前倒しを要請されていますが、できるものしかやらないことにして、再発予防をこころがけております。
■仕事2：仕事中に眠くなる、疲れやすい、根気がないという状態は変わっていません。気分が落ち込むことは少なくなりました。ストレスフルな対人関係も乗り越えられるようになりました。会議や出張に出かけることのおっくうさも減じております。仕事に身が入らない、無力感を感じるという先月までの気分はとにかく仕事に追われるという状態になって、そんな悠長なことを言っていられないために、薄れるようになりました。
■心身：朝の目覚めは悪くありません。ただはやく目が覚めすぎてしまいます。体重はゆるやかな増加傾向にあります。
■運動：ジョギング、ストレッチの時間をつくって、身体を動かすようにしています。
■ベックの自記式評価はなんと8点！　テストを始めてからいちばんよい点数です。

あとがき

本書の構成については新尾氏の説明どおり、根幹は患者が主治医をインタビューするというユニークな形式になっている。うつ病をカミングアウトした有名人を精神科医としてインタビューした経験はあるが、その逆である本書の形式は類をみないのではないだろうか。このユニークなアイディアが出るまで、私は再三にわたって新尾氏から要請された、うつ病についての本の執筆に腰を上げることができなかった。その理由の第一は本屋にはうつ病についての大小さまざまな本が溢れており、私が書いても屋上屋を架するだけとの思いを消すことができなかったからである。

また症例報告のない臨床書（とくに精神科）はありえないが、ご本人の同意をとるのは他科にくらべ容易でないうえ、得られたとしても症例報告は一般の方には案外読みにくいものであることも執筆を躊躇した一因である。さらに、症例に対する医師の解釈と患者の体験との間にはずれが結構あるものであり（新尾氏の場合も対話中に判明）、そのまま本になると、患者に釈然としない思いを残すことになるのではないかと危惧したこともあった。

　言い訳はさておき、患者と主治医の対話という形式はこれらの障壁を見事に粉砕してくれる最適の形式である。双方の疑問が出しつくされ、納得がいくまで答えられるからである。講演会などの質疑応答でも質問者が納得を得られないまま引き下がらざるをえない光景が少なくないことを思えば、この形式がベストであるのは明らかであろう。

　とはいえ、患者との対話となると難しいことも多い。回復して治療関係が終結していることが理想だが、新尾氏の場合も含め、うつ病ではほとんど回復していても睡眠薬だけは継続している例が非常に多い。それを除くとかえって特別に早期治癒した特殊例になってしまうので、これでよしとした。対話したことでお互いの理解は増すことはあっても、治療関係に悪影響があったとは思われない。

　重要なことは新尾氏がうつ病患者として典型的ないしは代表的といえるかであるが、仕事をしながら年単位で薄紙をはがすように徐々に回復されたのは、まさに今日のうつ病の治癒経過の典型といえる。半年から一年以上と長期に休職し、リワークを経て復職というのは昨今の大企業社員のうつ病治療の定番になっているが、一方で仕事を休みたくても休めず、ないしは休んだとしても一カ月くらいで、仕事をしながら治していく人のほうがはるかに多い。主婦の場合も入院できた方は別として、家事、育児、さらにはパートタイマーの仕事をしながら、理想的とはいえない状況で外来治療を続ける方々がほとんどである。そして厖大な数の未治療の人々の存在も忘れてはならない。

新尾氏が患者として特殊な点は従来から精神医学関係の本の編集にも携わり、高名な精神科医と親しい接触があったことである。それは本文中にも出てくるが、自身でも精神医学関係の本を読み、学会にも参加されて相当な耳学問も蓄えられている。昨今、本やインターネットで仕入れた専門知識をもった方が多くなっているが、新尾氏はそれとは比較にならない質と量の知識をおもちであるので、主治医としては正直なところやりにくいタイプに属する。そのうえ仕事上関係の深い井上雄一先生からの紹介で引き受けたので、ＶＩＰ患者ともいえる存在であった。ＶＩＰ患者が比較的多い病院であったから、こちらもある程度慣れていたとはいえ、精神科のＶＩＰ患者の治療はうまくいかないという医師仲間の定説がある。新尾氏の場合はお人柄もあっていつも控え目な態度で接してこられたので、一般にＶＩＰ患者から受けるプレッシャーはそれほどなかった。

新尾氏自身もそれまで身に着けた精神医学の知識や常識と、自ら患者となって治療を受けて感じる印象や体験にはかけ離れたものがあったはずである。医師でも病気になって初めて病気や患者の苦しみがわかったと述懐される方がほとんどであるので、当然といえば当然であろう。

それが生《き》のまま吐露されているところが鮮烈であり、読者にとっても引きつけられる点ではないかと思われる。

一方、うつ病への偏見は減って、ありふれた病気と化しているにもかかわらず、精神科病院やそこへの入院に対する偏見は一般社会同様、新尾氏自身も強くもたれていることが私にはショックであった。入院によって会社の理解が得られた効果を認められながら、再入院を怖れられているのはちょっと残念であると同時に、医療者側の反省点でもある。「ストレスで疲れたら休息しに早めに入院します」という言葉が聞けたら最高であるのだが。

新尾氏のインタビューでの知的好奇心はさすがで、これによって患者からの質問としては際立って深いものとなっている。そのため治療に関して一般の方にはやや専門的すぎると感じているが、自分が受ける治療についてはそこまで探求心が出るのはむしろ当然なのかもしれない。もしかしたらそのほうが一般読者にも役立つ面があるのかもしれない。いずれにしてもその評価は読者にお任せしたい。

新尾氏が自身のうつ病体験を〝my うつ病〟、そしてうつ病を〝人生病〟と言い現されたことには敬意を表したい。これが長い闘病生活の苦悩からにじみ出て生み出された造語だからである。前者については慢性の病気であれば、身体疾患でもすべて〝my〟という接頭語をつけて考えることが可能であろう。そうすることでたんなる既往歴・現病歴として片づけずに自分史のなかに組み入れて、今後の生き方の参考に役立てることができるからである。治療者側からみても疾患としてのうつ病の治療とともに、〝myうつ病〟としての個別性を意識しての治療が要求される。前者はより薬物療法が、後者はより心理療法が関係しようが、実際にはそれほど明瞭に二分されるわけではない。薬物療法でも〝myうつ病〟を常に念頭に置くべきであろう。

〝人生病〟という語感は重すぎると思われる方もおられよう。近年否定された感のある「うつ病はこころのかぜ」という一時期流行ったキャッチフレーズとは大違いであることは間違いない。しかし、発病に際して死別、仕事上の失敗、出産や昇進等々、一見した幸、不幸と無関係に多様な人生上の出来事（life event）が契機としてみられることが多いのであるから、この命名は正しい。人生上の出来事に際しては皆でこころしたいものである。それがうつ病の予防につながる。そして不幸にして発病した場合でも嘆き、自他を責めるだけでなく、新尾氏もいわれるように、自身の生き方を振り返り、考え方や生活習慣などのあらためるべき点をあらため、新しい生き方を模索して一歩を踏み出していくことがなによりも求められている。これこそ〝人生病〟と呼ばれるにふさわしいうつ病克服の王道ではないだろうか。

ところで、うつ病を語る際に落とせないのは自殺である。五〇年あまりの臨床体験で忘れられないのは身近に体験した自殺された方々のことである。あとで振り返ればその兆候があったといえても、関係者が事前に気づくことはほとんどなかった。治療を受けている方々でもそうであるから、治療も受けず、直前まで働き続けて、突然自殺される労災などの訴訟事例の予防、防止については深い無力感にさいなまれる。公に行われている自殺予防対策の必要性はいうに及ばず、各人のメンタルヘルスへの意識の高まりが望まれる。本書が一人でも多くの方々のうつ病への関心と理解を深めることを願っている。

最後に勇気をもってカミングアウトされ、本書の制作に尽力された新尾氏に深い敬意と謝意を表したい。

二〇一五年九月二七日

世界メンタルヘルスデー（一〇月一〇日）を前にして

広瀬徹也

著者紹介

広瀬徹也（ひろせ・てつや）

1961年東京大学医学部卒。1966年「躁うつ病の経過に関する研究」で医学博士。1971年晴和病院医長。従来のうつ病とは異なる新しいタイプと出会い、「逃避型抑うつ」として1977年に論文発表、話題となる。1976年帝京大学医学部助教授、87年同教授。2002年帝京大学名誉教授、晴和病院院長。2007年同理事長。2012年同顧問。日本自殺予防学会監事、日本うつ病学会名誉会員など。晴和病院（新宿区）と土田病院（台東区）で外来診療を行っている。

新尾二郎（あらお・じろう）

1979年東北大学経済学部卒。出版社勤務。経済・医学系の雑誌・書籍の編集出版に携わったのち、（自称）フリーエディター。

E-mail〈arao26@jcom.home.ne.jp〉

先生《せんせい》、私《わたし》はうつ病《びょう》なんですか？——医師《いし》と患者《かんじゃ》の対話《たいわ》

2016年1月25日　第1版第1刷発行

著　者　広瀬徹也・新尾二郎
発行者　串崎 浩
発行所　株式会社日本評論社
〒170-8474　東京都豊島区南大塚3-12-4
電話　03-3987-8621（販売）　-8598（編集）
FAX　03-3987-8590（販売）　-8593（編集）
振替　00100-3-16
印刷所　精文堂印刷株式会社
製本所　株式会社難波製本
装　幀　山崎 登

ISBN 978-4-535-98434-9